JN235614

IPT

Interpersonal
Psychotherapy

水島広子
Hiroko Mizushima

対人関係療法でなおす

「気分変調性障害」

自分の「うつ」は性格の問題だと思っている人へ

創元社

シリーズによせて

対人関係療法を専門にして、さまざまな病気を持つ多くの患者さんの回復に立ち会わせていただいてきました。これらの年月を振り返って実感していることは、対人関係療法とは、その医学的な治療効果が実証されているのみならず、患者さん、ご家族、そして治療者までもが「人間を好きになる」治療法だということです。

対人関係療法は、対人関係のストレスを解決する治療法であると同時に、対人関係の力を利用して病気を治す治療法でもあります。現代の日本には、まさに対人関係療法が有効だと思える領域がたくさんあります。そして、対人関係療法を通して、人と人とのつながりを育てていくことが、病気の治療を超えた意味を持つ時代になっていると思います。

目下、対人関係療法を行うことのできる治療者の養成を急速に進めておりますが、まだまだどこででも受けられる治療法ではありません。幸い、対人関係療法の考え方はとてもシンプルです。対人関係療法を受けられない患者さんや周囲の方にも、そのエッセンスを知っていただければ、少しでも役立てていただければ――そんな願いのもとで立ち上げられたこのシリーズ、本書はその第四弾となります。「病気というよりも性格の問題なのではないか」と思われることの多い気分変調性障害に対して「病気」という概念を活用することによって、どれほど対人関係が改善し回復につながるかということを示してくれるのが、気分変調性障害に対する対人関係療法です。気分変調性障害の方だけでなく、慢性のうつを持つ方全般に参考になる考え方だと思います。

このシリーズでは、現代に生きる私たちが抱える心の病やストレスを一つひとつ取り上げて、対人関係療法的な視点から見直し、回復への道筋を分かち合いたいと思っておりま す。皆さまのお役に立つことを心から祈っております。

水島広子

装画　勝山英幸
装丁・本文デザイン　長井究衡

対人関係療法でなおす　気分変調性障害　目次

対人関係療法でなおす　気分変調性障害

●はじめに——本書を読んでいただきたいのは、こんな方です

・自分は人間としてどこか欠けていると思う。
・ほかの人は苦しいことにもしっかり耐えているのに、自分は弱い人間だと思う。
・自分は何をやってもうまくいかない。
・自分は何か、なすべき努力を怠っているような気がする。
・人が「本当の自分」を知ってしまったら、きっと嫌いになるだろう。
・「○○したい」と言うのは、わがままなことだと思う。
・自分が何かを言って波風を立てるくらいなら、我慢したほうがずっとましだ。
・自分の人生がうまくいかないのは、自分が今までちゃんと生きてこなかったからだ。
・人生は苦しい試練の連続であり、それを楽しめるとはとても思えない。
・これから先の人生に希望があるとは思えない。

もしも、あなたがほとんど毎日、右に挙げたように感じているのであれば、本書をぜひ読んでみ

てください。本書のテーマである「気分変調性障害」である可能性が高いからです。

そんなふうに感じる方の多くが、「気分変調性障害」などという病名を聞いたことがないかもしれませんし、今まで一度も治療を受けたことがないかもしれません。おそらく、「これは病気ではなく性格の問題」「これは治療で解決すべきことではなく、人間力をつけることで解決しなければならない問題」などと思っておられるのではないでしょうか。そしてその先には、「性格の問題だからどうしようもない」「自分には解決する力などない」という絶望もついてくると思います。絶望を感じながらも、自己啓発の本を読んでみたり、セミナーなどに参加してみたりしたことがあるかもしれません。そしてそれらの結論も、「やっぱり自分はだめだ」というものだったのではないでしょうか。

実は、冒頭に挙げた感じ方はいずれも「気分変調性障害」という「病気」の症状として現れてくるものであって、治療可能であるということを聞いたことがあるでしょうか？　もしもなければ、ぜひ本書を読み進めてください。また、聞いたことはあっても、よくわからない、ぴんとこない、という方も、本書でその具体的な内容を知っていただきたいと思います。「病気」と言われることに何らかの抵抗を感じる方にも、本書はお勧めです。第1章で述べますが、本当に気分変調性障害を持つ人であれば、「自分の場合は病気ではなくて、本当に人間としての欠陥があるのだ」と感じてしまうのがふつうですから、「あなたは病気で、治療可能です」と言われることに懐疑的な人こそが、本書にふさわしい読者なのです。

読者の中には、「うつ病」と診断されている方もいらっしゃるでしょうし、そのための治療をすでに受けておられるかもしれません。たしかに、気分変調性障害は、うつ病の一種です。しかし通常知られている「うつ病」は、比較的短い経過をとるもので、うつ病になった時期と、そのきっかけと思われることが特定できるものです。たとえば、職場の異動をきっかけにストレスがたまってうつ病になったとか、ある時期の過労の中でうつ病になったとか、離婚のストレスでうつ病になった…というようにです。同じうつ病でも、気分変調性障害は、「いつから」という特定が難しいもので、ふつうの「うつ病」の本を読んでもぴんとこないところがあるかもしれません。

また、実際に過労の中でうつ病になって、休養と投薬を中心とした通常の「うつ病」への対処によってある程度は症状が軽快したけれども、なかなか治らずに長引いている、という方の中にも、その根本に「気分変調性障害」を持っている方が相当数おられると思います。気分変調性障害にかかっていると、それに上乗せして通常の「うつ病」になりやすくなるからです。このあたりも第1章で述べていきます。

冒頭に挙げたような感じ方が「おなじみのもの」と感じられる方、あるいは、うつ病がなかなか治らずに「そもそも性格の問題ではないか」と考え始めている方は、本書をお読みいただくことで、何らかのプラスがあるはずだと思います。気分変調性障害という病気を知ることによって、自分という人間の特徴だと思っていたものが、治療可能な病気の症状だと認識できると、まさに人生が変わります。そんな患者さんを、実際の臨床の中で多く見てきました。同じような体験を、一人でも多くの方にしていただきたいと思い、本書を書くことにしました。繰り返しになりますが、「そうは言っても、自分の場合は病気ではないと思う」と思う方にこそ、特にお勧めします。半信半疑の（あるいは、疑いのほうが強い）状態で読み始めていただければ幸いです。

【凡例】

本文中に記される〔文献〕については、196ページに一覧を示した

第1部
気分変調性障害という病気を知る

第1章　気分変調性障害とは

「性格」とまちがわれやすい病気

「はじめに」で書いたように、気分変調性障害の人は、

・自分は人間としてどこか欠けていると思う。
・ほかの人は苦しいことにもしっかり耐えているのに、自分は弱い人間だと思う。
・自分は何をやってもうまくいかない。
・自分は何か、なすべき努力を怠っているような気がする。
・人が「本当の自分」を知ってしまったら、きっと嫌いになるだろう。
・「○○したい」と言うのは、わがままなことだと思う。
・自分が何かを言って波風を立てるくらいなら、我慢したほうがずっとましだ。
・自分の人生がうまくいかないのは、自分が今までちゃんと生きてこなかったからだ。

・人生は苦しい試練の連続であり、それを楽しめるとはとても思えない。
・これから先の人生に希望があるとは思えない。

というような感じ方をしていることが多いものです。これらはいずれも、「人間」としての自分に焦点をあてたものです。自分がこんなに悩ましい毎日をすごしていることについては、おそらく、「あそこでもっとがんばらなかったからだ」「いつも我慢が足りないからこうなるのだ」などと、「自業自得」と感じているでしょうし、いじめられたなどという被害体験でさえも、「自分にどこか感じの悪いところがあったからだろう」「自分の対人関係力が低いからだろう」「いじめられたくらいで傷つくなんて、弱い証拠だ」などと、まるで自分の非であるかのように感じられていると思います。そして、こうした感じ方全部が、日常生活そのものになってしまっており、自分の人生の特徴だと感じられていることでしょう。

そのような感じ方が、実は、「気分変調性障害」という病気の症状であって、治療可能なものだ、と言われたら、きっと驚かれると思います。驚くというよりも、はなから信じようとしないかもしれません。「そういう病気はあるのかもしれないけれども、自分の場合はちがう。自分の場合は、本当に〝人間としてのでき〟の問題であり、自分の人生の失敗を反映したものなのだ」と感じる方が多いと思います。

そう感じる人が多いのも、驚くことではありません。なぜかというと、それも気分変調性障害の症状だからです。自分にとって希望につながるような考え方を信じようとしない、というネガティブな物事の捉え方も、気分変調性障害の中核的な特徴です。

ですから、本書を読み進めるにあたっては、「自分の場合はちがう」と感じられても、とにかく「おつきあい」のつもりで、あるいは、だまされたつもりで、全体を読んでみてください。「せっかく買った本だから、お金がもったいない」というくらいの動機でも全くかまいません。

実は、そんな態勢で病気について学んでいく、ということそのものが、気分変調性障害に対する実際の対人関係療法においての第一歩になります。治療については詳しく後述しますが、たとえばまず集中的に一六回の面接を行う場合、最初の一六回をかけて、「もしかしたら自分は本当にそういう病気にかかっているのかもしれない」という考えになじんでいくことになります。一回聞いたくらいで「なるほど、そういう病気にかかっているのだとしたら楽でいいや」とすっきり思える人は、逆に、別の診断を考えたほうがよいかもしれません。気分変調性障害にかかっているのであれば、そんなに前向きな受け止め方ができないはずだからです。そのくらい懐疑的な気持ちで進めていくのが、気分変調性障害に対する対人関係療法の特徴です。

本書に書かれている特徴はたしかに自分に似ているけれども、それが治る病気だということについては、自分の場合は該当しないと思う。でも、もしもそこに一筋の可能性があるのだとしたら、どんなにすばらしいだろう…そのくらいの感じ方でたいへんけっこうです（もちろん「もしもそこに一筋の可能性が…」という部分はなくても大丈夫です）。

「病気」として位置づけられたのは最近のこと

実は、気分変調性障害の特徴である「ずっと続くうつ状態」を病気としてとらえることが難しいのは、患者さん本人だけではありません。本書で述べる気分変調性障害は、実は「病気」として位置づけられるようになってからの歴史が浅いのです。

「ずっと続くうつ状態」は、一九八〇年にアメリカ精神医学会の診断基準（ＤＳＭ）が第三版に改訂されるまでは、「性格的な問題」として位置づけられており、「抑うつ神経症」などと呼ばれていました。かかったり治ったりする病気ではなく、その人そのものに深くしみついた抑うつ的な傾向というような意味です。たとえば、「後ろ向きの考え方をする人」「何でもネガティブにとらえる人」「悲観主義の人」というような感じです。ですから、その「治療」も、医学的なものではありませんでした。主として精神分析的なアプローチ（この人は幼少期にどういうことがあったためにこういう考え方をするようになったのか、というようなアプローチ）が行われていましたが、そのやり方で「治る」ということを示した科学的なデータは今に至るまでありません。そして、「ずっと続くうつ状態」はとても治りにくい、希望のもてない状態だと一般に考えられていました。それが、患者さんの「自分には性格的な欠陥があって、今後もずっと変わらない」という感じ方にマッチしていたのです。

ところが、アキスカルら〔文献1〕の研究により、「ずっと続くうつ状態」の中には抗うつ薬が効果を示すものがあるということが明らかになりました。「性格的な問題」であれば、抗うつ薬を短期間投与することによって著しい改善が見られるわけがありません。また、通常の「うつ病」のときに現れるような睡眠リズムの乱れ*と同じものが、「ずっと続くうつ状態」の患者さんの中にも見られることがわかりました。これらのデータにもとづき、アメリカ精神医学会の診断基準の第三版（DSM-Ⅲ、一九八〇年）では、気分変調性障害を、性格の障害ではなく「気分障害」として位置づけました。気分障害というのは、躁やうつという気分の症状をメインにした病気という意味であり、うつ病や双極性障害（躁うつ病）が含まれます。一方、「性格の問題」は、「パーソナリティ障害（かつては人格障害と呼ばれていたもの）」として、別のカテゴリーに明確に分けられています。パーソナリティ障害は、かかったり治ったりする病気ではなく、あるパーソナリティ特徴が強くなったり弱くなったりする中で現れるものであり、ある特徴が強くなりすぎて自分や周囲が困った状態になると「パーソナリティ障害」と呼ばれるようになるのです。

　気分変調性障害が気分障害として位置づけられたのは、第三版における改訂の中でもっともドラスティックなものの一つであり、さまざまな議論を呼びました。そして、新たに気分障害として位置づけられた気分変調性障害に対しては、薬物療法の効果を調べる研究が活発に行われるようになりました。その効果が示される中で、気分変調性障害がうつ病の一つの形であることは、だんだんと「常識」になってきたと言えます。

*うつ病では、レム潜時（入眠後最初のレム睡眠までの時間）が短縮するなど、いくつかの特徴的な睡眠リズムの乱れがある

うつ病には、「急性のうつ病」と「慢性のうつ病」があります（下図）。「急性のうつ病」は、一般に「うつ病」と呼ばれているものに該当し、専門的には「大うつ病性障害」と呼ばれています。「急性」とはどういうことかと言うと、始まりと終わりがだいたいわかる一定期間に、一連の症状が出るタイプの病気だということです。たとえば、ふつうの「うつ病」の場合、「職場の異動で過労となり、昨年の秋ごろから調子が悪くなりました。明け方目が覚めることが続き、頭の中はいつも仕事に追いかけられているような感じになり、死ぬことを思いつめるようになりました。治療を受けるようになり、休職をし、今年の3月ごろにはだいたい本調子に戻った感じがします」というように、病歴が、だいたい「起承転結」のある一連のストーリーになっているのです。

一方、本書で述べている気分変調性障害は、「慢性のうつ病」です。「慢性」というのは、「起承転結」のあるストーリーではなく、同じような状態が漫然と続いていることを言います。「中学生の頃からずっとこんな感じだった」「気づいたときには、いつでもこんな考え方をするようになっていた」という場合には、「職場の異動で過労となり…」というストーリーとはまるでちがうことがわかると思います。

本書では、「急性のうつ病」（大うつ病性障害）を気分変調性障害から区別するために、前者を「大うつ病」と呼んでいきます。通常「うつ病」と呼ばれているもの

《典型的な経過》

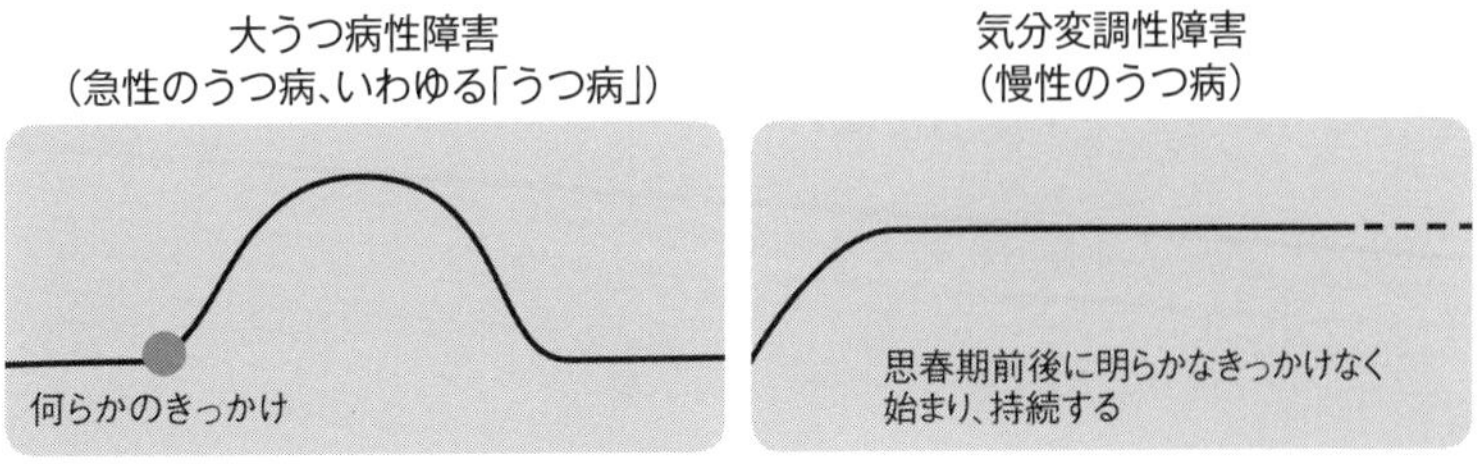

は、本書では「大うつ病」ということになります。

なお、慢性のうつ病は気分変調性障害だけではありません。大うつ病として発症したものが治らずに慢性化するというタイプもあります。本書は気分変調性障害を対象としたものですが、慢性化した大うつ病の方にも、役に立つ部分が多いと思います。

「性格の問題」と言われたときには

このように、診断基準上は気分変調性障害もうつ病という病気として位置づけられていますが、病気として認識されるようになってからの歴史が浅いため、まだまだ一般の臨床現場でも「性格の問題」として扱われることが少なくないようです。今後は新たな知識の普及が進み、混乱が解消されていくと思われますが、少なくとも現段階では、気分変調性障害を「性格の問題」として扱う臨床現場があったら、まだ新しい知識が普及していないことを反映している可能性がある、と考えてみてください。そして、気分変調性障害に詳しい医師のセカンドオピニオンを求められるとよいと思います。くれぐれも気をつけていただきたいのは、本書を読んで、「自分の場合も治るのかもしれない」と希望を持って医療機関を受診してみたけれども、「あなたの場合は性格の問題」と言われて、再び絶望の日々に戻ることがないように、ということなのです。古い時代から新しい時代への過渡期で臨床現場も混乱している部分があるのですから、一人や二人の治療者の意見ですべてを決めないでいただきたいと思います。

なお、「気分変調性障害という病気はたしかに持っているのかもしれないけれども、同時にパーソナリティの問題もあるのではないか」と言われるようなケースも案外あります。よほど明確な根拠をもって説明できる場合を除けば、これはすんなりと受け入れることができない考え方です。

何と言っても、気分変調性障害が治ったときに、その人がどんなパーソナリティの人なのかということは誰も知らないからです。研究結果からは、気分変調性障害も含めて、うつ病が治ったときには、「パーソナリティ障害」に見えていたものが気にならなくなることも多い、ということが知られています。現在「パーソナリティの問題」に見えているもののうち、どれほどが病気の影響によるもので、どれほどがその人本来のパーソナリティなのか、ということは、病気が治ったときにしかわかりません。「気分変調性障害という病気はたしかにもっているのかもしれないけれども、同時にパーソナリティの問題もあるのではないか」と言うことができるのは、気分変調性障害が治ってもなお、パーソナリティの問題が残るときのみです。少なくとも、気分変調性障害の症状がフルに出ているようなときに言えるようなことではありません。

気分変調性障害は「軽いうつ病」ではない

アメリカ精神医学会の最新の診断基準（ＤＳＭ－Ⅳ－ＴＲ）〔文献２〕における気分変調性障害の診

断基準は、気分変調性障害の実態を知るうえで興味深い形になっていますので、見ていきましょう。

まず、正式な診断基準のポイントは、

（1）憂うつな気分がほとんど一日中存在し、少なくとも二年間続いている。憂うつな気分がない日があっても、憂うつな気分がある日のほうが多い（子どもや青年の場合は、いらだたしさとして感じられることもあり、期間は最低一年間続いている）。

（2）憂うつな気分のときには、次のうち二つ以上が存在すること。

・食欲減退、あるいは過食（非定型の特徴*を持つ場合）
・不眠、あるいは睡眠過剰（非定型の特徴を持つ場合）
・気力の低下、または疲労感
・自尊心の低下
・集中力の低下、または決断困難
・絶望感

これらの症状のために著しい苦しみや社会機能の障害などが起こっていると、気分変調性障害と診断されます。診断に必要な持続期間は二年間（子どもや青年では一年間）ですが、二年間のうち、（1）（2）がない期間が二ヵ月以上あれば、気分変調性障害とは診断されません。

なお、うつ病のときには食欲が低下し睡眠もとりにくくなることが知られています（定型うつ病）

＊「非定型の特徴」の診断基準（DSM‐Ⅳ‐TRより、一般向けに一部省略・改変）
A 気分の反応性がある（楽しい出来事や、楽しい出来事の可能性に反応して気分が明るくなる）
B 次の特徴のうち二つ以上がある
1．著明な体重増加または食欲の亢進　2．睡眠過剰　3．鉛様の麻痺（手や足の重い、鉛のような感覚）
4．長期間にわたって対人関係の拒絶に敏感で、著しい社会的または職業的障害を引き起こしているが、一部の患者さんでは、食欲がむしろ増し、不眠どころかむしろ眠りすぎになる場合があります。こういうタイプのうつ病を「非定型うつ病」(専門的には「非定型の特徴を持つうつ病」)と呼びますが、気分変調性障害の人には、非定型のタイプも多く見られます。食べてばかりいるからうつ病ではない、というわけでもないのです。また、非定型うつ病の場合、定型うつ病に比べて、周囲の出来事に反応しやすいことも知られており、楽しいことがあれば気分がよくなる、というところも特徴です。本書で述べる対人関係療法は、定型うつ病にも非定型うつ病にも有効であることが知られています。

ここまでの基準は、実は、大うつ病の診断基準と同じような体裁になっています。大うつ病の場合には、プラスアルファのものもありますが、だいたい同様の症状群が、「二つ以上」ではなく憂うつな気分のほかに「四つ以上」、それも「二週間のうちほとんど毎日」存在することが診断のために必要です。

DSM-Ⅳ-TRには、大うつ病と気分変調性障害のちがいとして、「気分変調性障害は慢性であまり重症でない抑うつ症状が長年持続していることによって特徴づけられる」と書かれています。これはまちがってはいないけれども誤解を招きうる表現です。この部分だけを見て、「気分変調性障害というのは、持続は長いけれども程度の軽いうつ病のことなのだ」と思っている人もいるようですが、現実は全くちがいます。

気分変調性障害は、たしかにそのときのうつ病の症状だけを見れば、大うつ病よりも「軽い」と言えます。たとえば、大うつ病の人が、ものをほとんど食べられなくなって短期間にやせてしまうのと比べれば、気分変調性障害の人は、とりあえず生き延びるくらいには食べられるのがふつうですので、それだけを単純比較すれば「軽い」ということになるでしょう。

しかし、実際の生活を見ると、気分変調性障害の人の方が、大うつ病の人よりも障害度が高いということをデータが示しています〔文献3〕。対人関係がより困難で、健康状態が悪く、社会機能も職業機能も悪いという結果です。つまり、気分変調性障害の「重さ」は、症状そのものにあるというよりも、人間として生きていくための基本的な機能にどれほどのダメージを与えるか、というところにあるのです。大人になる前から始まることが多い病気ですから、重要な成長の過程を、常に「気分変調性障害の症状」という色眼鏡をかけてすごさなければならなかったこととも関連しています。その人が見ていた「現実」(「自分」「他人」「社会」)は、実際の現実とはかなり異なったものだったということです。そして、そのように「現実」を見ながら生きてきたということは、それ自体が苦しみの連続だったでしょうし、同時に、本当の現実に対処する能力を育てる機会が奪われてきたということになります。これが気分変調性障害における本質的な問題です。

このような気分変調性障害の特徴を考慮して、DSM-Ⅳ-TRでは、「研究用の診断基準」として代案が提案されています。それは、正式な診断基準の(2)が、大うつ病に強く見られる睡眠や食欲などの身体症状を強調しているのに対して、次のようになっています。

（2）の代案

憂うつな気分のときには、以下のうち三つ以上が存在すること。

・**低い自尊心または自信、または自分が不適切であるという感じ**
・**悲観主義、絶望、または希望のなさ**
・**全般的な興味または喜びの喪失**
・**社会的引きこもり**
・**慢性の倦怠感または疲労感**
・**罪悪感、過去のことをくよくよ考える**
・**いらいらしているという主観的感覚、または過度の怒り**
・**低下した活動性、効率、または生産性**
・**集中力低下、記憶力低下、または決断困難に反映される思考困難**

私が今までに気分変調性障害の患者さんを診てきた経験からは、こちらの「代案」のほうがより適確に気分変調性障害の現実をとらえているように思います。

このような状態が続くという苦しさの中でも、それを本人も周囲も「病気の影響」として見ることができていたら、だいぶ世界観も変わったことでしょう。常に、「本当の現実」に立ち返ることができるからです。「色眼鏡」で世の中を見ていたとしても（自分は本当にだめな人間だ）、同時に、それが「色眼鏡」であることを知らせてもらい（気分変調性障害だからそう感じるのであって、それが現実だということではない）、「本当の色」（決してだめな人間ではなく、むしろ努力家であり、周囲もそういう目で温かく見ている。気分変調性障害という病気も、治していくことができる）を教えてもらえれば、そのダメージは少なくなります。

しかし、気分変調性障害は、病気として認識されることが少ないため、「自分は本当にだめな人間だ」と思いこんでいる本人は、そんな「だめな自分」を人に知らせようとはしません。ですから、本人が密かにそんな苦しみを抱え続けているということを、身近な家族ですら知らないケースも少なくないのです。本人が現実をネガティブにとらえていることには気づいたとしても、そこに「病気」という知識がなければ、単なる「もののとらえ方の問題」ということになってしまいます。「色眼鏡」をかけていることまでは気づいても、その「色眼鏡」が自分の意思で着脱可能なものであるかのような誤解をしてしまうのです。すると、「色眼鏡を自分で外せないだめな人間」ということになってしまい、結果としては、「自分は本当にだめな人間だ」という「色眼鏡」をさらに強化して終わってしまうのです。

このように、気分変調性障害の苦しみは、それが病気の症状だと認識されないことによって何倍にも重いものとなり、結果として人生を損なう、という構造になっています。

発症と経過

気分変調性障害の診断をする際には、その症状が21歳以前に始まったかどうかによって「早発性」（21歳未満の発症）と「晩発性」（21歳以降の発症）に分けることになっています。「早発性」のほうがより典型的で、多くの方が、思春期前後（小児期、思春期、成人早期）に、明らかなきっかけもなく、「いつの間にか」発症しているものです。本書が主に述べているのはそのタイプであり、もっとも「性格の問題」に見えやすい方たちです。

一方、大人になってから、何らかの背景を持って気分変調性障害の診断を満たすようになる方もいます。たとえば高齢期に身体の病気を抱えることになり、そのストレスの中で「大うつ病ほど強い症状ではないけれども、ずっと続くうつ状態」を患うようになる、というようなケースです。そのような「晩発性」の方の場合、うつ状態がずっと続くという苦しみは同じですが、「健康だった時代」を自分も周りも思い出すことができますので、「早発性」の方とはだいぶ様子がちがうものです。「始まり」があるという意味では、大うつ病を対象とした本（本シリーズ既刊『対人関係療法でなおす　うつ病』など）でも役に立つでしょう。ただし、「晩発性」の場合でも、経過が長引けば「もともとそういう人だったのではないか」「性格が歪んでしまったのではないか」という問題は出てきますので、本書の内容を応用していただける部分もあると思います。

日本における気分変調性障害の有病率のデータはありませんが、アメリカでは、一生のうちに気分変調性障害にかかる人は人口の約6パーセントで、成人においては、女性のほうが男性よりも3倍近くかかりやすいことが示されています〔文献2〕。アメリカの精神科クリニックを受診する人の36パーセントが気分変調性障害を持っているというデータもありますが〔文献4〕、きちんと診断すれば、日本でもかなり多くの人が気分変調性障害を持っていると診断されると思います。

気分変調性障害の一つの特徴と言えるのですが、「医療機関を受診している気分変調性障害の人」の数と、「気分変調性障害と診断されて治療を受けている人」の数には、かなりの違いがあります。「医療機関を受診している気分変調性障害の人」は、相当な数に上ると思われます。気分変調性障害を持っていると、さまざまな身体の不調を感じますので、精神科ではない、身体科を受診している人は多いでしょう。こういう人たちは、そこでそれなりの治療を受けることもありますし、「異常なし」という扱いを受けることもあります。一般に、身体症状を訴えて身体科を受診しても気分変調性障害という診断を受けることはあまりないと思います。精神科ですらまだまだ認識の足りない病気なのですから、しかたのないことでしょう。おそらく、「気にしすぎ」というような扱いを受けている人の中には、少なからぬ気分変調性障害の人がいると思われます。

精神科を受診している気分変調性障害の人も、少なくないと思います。でも、気分変調性障害そのものの治療のために受診している人が多いというわけではなく、併存障害（36ページ参照）の治療のために受診している人が多いはずです。その治療の中で気分変調性障害が見つけられ、治療が行われればよいのですが、見逃されることも多いものです。前述したように、病気として注目されるようになってからの歴史が浅いこともあり、よほど意識して診断しようとしなければ、精神科医でも見逃しやすい病気なのです。

気分変調性障害に対して効果的な治療を受けなければ、症状は本質的に改善しませんから、受診を続けるしかないということになります。ですから、「医療機関を受診している気分変調性障害の人」の数はかなり多くなると考えられます。今後、気分変調性障害という病気がもっと知られるようになれば、「医療機関を受診している気分変調性障害の人」の数と、「気分変調性障害と診断されて治療を受けている人」の数が近づいていくことでしょう。

また、すでに述べたように、気分変調性障害の人は、自分の症状を「人間としての欠陥」だと思っているのがふつうですので、それを医療によって治してもらおうとはなかなか思わないものです。これも、「気分変調性障害と診断されて治療を受けている人」と実際の患者数の乖離《かいり》の一つの原因になります。

気分変調性障害の人の生き方

治療を受けていない気分変調性障害の人は、自分の感じ方が病気の症状だとは思っておらず、「人間としての欠陥」にもとづくものだと思っています。そしてその「欠陥」を、とても人から受け入れられない、恥ずかしいものだと思うため、隠そうとして生きていくことになります。それは本当に苦しい生き方です。

そもそもうつ病でエネルギーが低下しているというのに、その限られたエネルギーをすべて使って「ふつう」に見せようと努力するのです。一般には、勤勉な働き者になります。自分には価値がないと思っているので、それを重労働によってカバーしようとするのです。自分のだめさを見破られないように、自分のだめさのために人に迷惑をかけないように、とがんばってしまうのです。

また、たとえば社会に出るとき、環境が変わるときなどには、極度に圧倒されて感じるのも気分変調性障害の一つの特徴です。「こんなにだめな自分が、そんなに多くの能力を要求されるところでやっていけるわけがない」と感じるのです。同時に、「誰もがふつうに乗り越えていることに圧倒されてしまう自分は本当にだめな人間だ」とも感じ、さらに努力することによってカバーしようとするのです。

客観的に見れば、気分変調性障害の人は実際には「できがよい」ことも少なくありません。*もちろん、うつ病の症状でエネルギーが全般に低下していますので、本人の本来のできよりは悪いのかもしれませんが、客観的には大問題になるようなことはまずないので（気分変調性障害に大うつ病が上乗せされると、仕事の生産性などはぐっと落ちて他人の気づくところとなりますが）、一般には「まじめな人」「頼りになる人」という評価をえていることが多いのです。

ところが、気分変調性障害の人に、学歴や職歴のよさを指摘して「あなたは本当はできる人なのです」と言ったとしても、それで自分についての感じ方が変わるわけではありません。多くの人が、

＊子どもの場合は成績が下がったり素行不良になったりしやすい

自分自身の社会的な評価を「分不相応」と感じていて、「いつか、こんな評価に値しない人間だということを見破られるにちがいない」と怖れているのです。そして、そう見破られないようにと、さらに必死で努力をしていくことになります。健康な人であれば、評価されればそれだけ自己評価も高まるのでしょうが、気分変調性障害の人は、評価されることでますますプレッシャーが強まる傾向にあるのです。また、健康な人であれば、ある程度何かが達成されると「今までがんばってきたから、少しはゆっくりしよう」などと考えることもできますが、気分変調性障害の人は、その達成を「たまたま」と感じ、調子に乗って実力を見破られないようにと、さらに努力を積み重ねたりすることになります。

そのように、常に無理をしているのですが（そして、気分変調性障害の人はそれを「無理をしている」と感じるよりも「このくらいのことはやってあたりまえ」と感じているものですが）、それが限界を超えると、大うつ病が上乗せされることになります。

ここまでを読んで、「自分の場合はできが悪いから、該当しない」と思った方は、それこそが気分変調性障害特有の感じ方である可能性を頭に置いておいてください。気分変調性障害になると、実際よりも自分を低く評価するものだからです。また、客観的な評価がどうであれ「他者による評価よりも自己評価のほうが低い」ということは、あらゆる気分変調障害の方について言えると思います。なお、気分変調性障害の人でも、大うつ病が上乗せされれば、社会的な機能は低下します。

日常的には何とかやっていても、何らかの失敗や異常事態に見舞われると、うまく対応できなくなってしまうこともあります。「だめな自分」を隠そうとして必死にやっている人は、何かうまくいかないことがあると、「やっぱり自分は何をやってもだめなのだ」と絶望的に受け止めたり、「だめな自分が露見してしまう」とパニックになったりしてしまいますので、健康な人よりもはるかに大きなストレスを受けることになります。「単なる運の悪さ」「誰にでもあること」などととらえることはまず不可能で、すべてを自分の「人間としての欠陥」に結びつけてしまうのです。

対人関係も苦手で、親しい人がいないケースも少なくありません。何と言っても、自分には人間としての欠陥があると思っているのですから、親しい自己開示ができません。特に、不満など自分の中のネガティブな気持ちを打ち明けることは不可能に近いものです。そんな気持ちを抱く自分を「未熟」と感じますので、問題のなさそうな顔をして隠します。そして、本当の自分を知ったら、人は自分を嫌いになるだろうと信じています。

さらに、後述するような対人関係の特徴的なパターンもあり、事実上、人との関係の中で満足や安心を経験できないような構造に陥っています。

ですから、気分変調性障害の人は、全般に、対人関係を避け、引きこもる傾向にあります。そして、若くして発症するため、対人関係の絶対量が少なくなってしまいます。すると、対人関係の試行錯誤をする機会も奪われてしまいますので、さらに対人関係能力が低下する、という悪循環に陥ってしまうのです。本人が「自分には対人関係の力がない」と思いこんでいるものは、単に、気分変調性障害という病気の結果として対人関係の力を磨く場が少なかったということなのです。これは、人間的な欠陥ではなく、今後、そのような機会を作っていくことによって取り返していける性質のものです。

気分変調性障害の人は、職場ではふつうに人とやりとりしているように見えることも少なくありません（明るく元気に見える人すらいます）。仕事では役割が明らかなので、まだ何とか、「要求されるであろうやりとり」ができるのです。自分の意見を言ったり、自分の悩みを相談したり、という人間としてのコミュニケーションをしているわけではなく、単に、「この立場だったら、こんなことを言っておけば大丈夫だろう」と思うようなことを言っているにすぎず、仕事上の一つの課題を何とかこなしているという感覚です。

ですから、より個人的な関係はとても苦手です。個人的な関係では、役割が明確ではなく、むしろ自分たちで作っていかなければなりません。「要求されるであろうやりとり」がよくわからないので、どうしたらよいかわからない、ということになってしまうのです。

気分変調性障害の人にとって対人関係はまちがいなくストレスなのですが、そのときの感じ方は「他人がストレスの元凶」というよりも、「自分には対人関係の能力がないから」という自責的な傾向が強く、人とうまくつきあえない自分に絶望と寂しさを感じているものです。

気分変調性障害はほかの病気を併存しやすい

✤二重うつ病

　気分変調性障害の方は、大うつ病にもかかりやすいことが知られています。とにかく物事を自分にとってネガティブにとらえる毎日であるわけですから、それだけストレスも蓄積しやすいのです。それが、大うつ病の発症へとつながっていきます。気分変調性障害の患者さんの79パーセントが大うつ病を経験したことがあるという報告〔文献5〕もあります。そのくらい、よく見られることなのです。

　気分変調性障害の方が大うつ病にもかかると、「慢性のうつ病」と「急性のうつ病」という二種類のうつ病に同時にかかっていることになります。この状態を、「二重うつ病」(double depression) と呼びます。治療としては、大うつ病を治しながら、同時に、その基盤にある気分変調性障害の治療も視野に入れていくという方法になります。

　実は、気分変調性障害の人が初めて治療を受けるのは、二重うつ病になったときであることが多いのです。気分変調性障害については「自分の人間的な欠陥」だと思っているので、病院に行って治してもらおうとは思わないのですが、さすがに大うつ病になると、仕事などにも大きな支障をきたすため、通常の「うつ病になった

《二重うつ病とは》

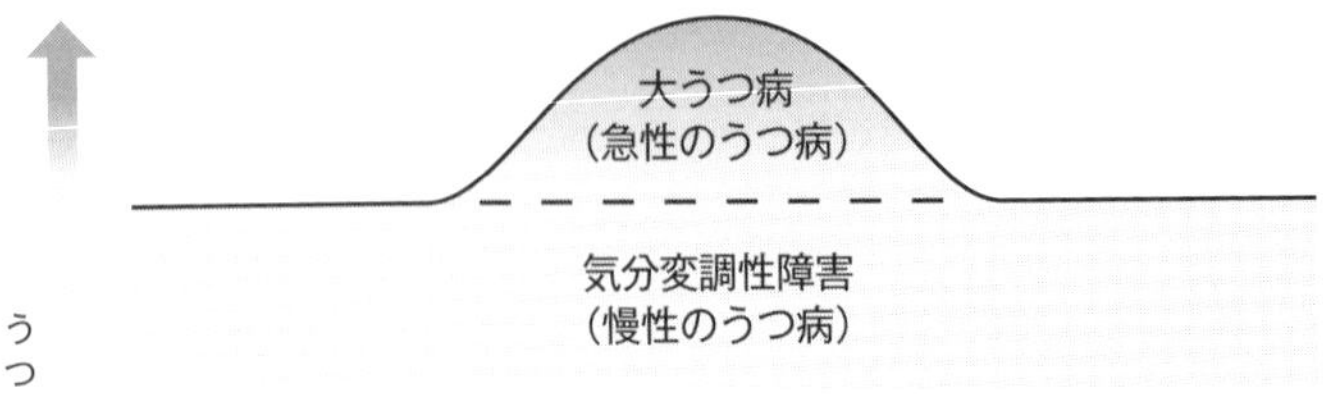

人」として病院に行くことになるのです。ところが、その基盤に気分変調性障害があるということが認識されないと、「うつ病の治りが悪い」「うつ病は治ったはずなのに調子が悪い」「これは、うつ病というよりも、本人の性格の問題なのではないか」…ということになってしまいます。うつ病が慢性化しているように見えるときには、気分変調性障害の存在についても考えてみたほうがよいでしょう。

二重うつ病の方は、本書の内容に加えて、本シリーズ既刊『対人関係療法でなおす　うつ病』をご参照ください。

✜その他の病気

気分変調性障害は、大うつ病が上乗せされて「二重うつ病」になるだけでなく、ほかのさまざまな病気と併存しやすいことが知られています。併存しやすい病気には、アルコール依存、薬物依存、摂食障害、社交不安障害などがあります。これらの病気については、気分変調性障害のほうが先行することがほとんどだということが示されています〔文献４、６〕。患者さんの経過をよく聞いてみると、気分変調性障害が「原因」で、ほかの病気が「結果」であることがわかることも多いものです。

たとえば、気分変調性障害の症状である自信のなさを何とか克服しようとして、「ダイエットしてやせれば自信がつくのではないか」と考えて摂食障害になる人はとても多いのです。気分変調性障害と摂食障害を同時に持つことになると、摂食障害の症状も強まり、「やせていないと自分は存在する資格がない」「太ったら申し訳なくて生きていけない」という感じ方になることも少なくありません。あるいは、ただでさえ罪悪感を抱きやすい過食嘔吐という症状について、「とても人に打ち明けられない異常な症状で、そんな症状を持っている自分は本当に異常なできそこない。人に知られてしまったら、あらゆる人が自分を軽蔑するだろう」と感じる人も多いものです。いずれも、気分変調性障害に特有な感じ方が、摂食障害の病理を強める形で現れているものです。

アルコールや薬物も、気分変調性障害の重苦しさを軽くしようとして、あるいは、気分変調性障害からくる「自分はだめな人間だ」という感覚からつかの間逃れようとして、依存していくことが多いものです。

摂食障害にしても、アルコールや薬物への依存にしても、気分変調性障害に対する一種の「自己治療」の試みであると言えますが、そもそも気分変調性障害にかかっているという認識が本人にも周りにもないわけですから、それが「自己治療」の試みだというような見方はできません。そして、「ダイエットもうまくできないだめな人間」「アルコールや薬物なしにやっていけないだめな人間」というふうに、ますます「だめな人間」という感覚が強まり、気分変調性障害の症状を強化することになってしまいます。

社交不安障害（社会不安障害、社会恐怖）は、人からどう評価されるかに過度に敏感になり、人前でのふるまいや人とのやりとりに強い不安を感じる病気です。社交不安障害も気分変調性障害と同様に、慢性の経過をとり、病気として認識されることが少ないものです。社交不安障害との併存の場合、どちらが先と簡単には言えないケースもありますが、気分変調性障害による「自分はだめな人間だ」という感覚のために、人からの評価にネガティブな敏感さを強め、人前でのふるまいについてますます意識してしまい、社交不安障害の診断を満たすほどになってしまうという人もいます。こういう人たちの場合も、気分変調性障害が「原因」で、社交不安障害は「結果」だと言えるでしょう。そして、「結果」である社交不安障害の症状のために「自分は人前でうまくふるまえないだめな人間だ」「自分は自意識過剰な、どこか変な人間だ」などと感じてしまい、やはり気分変調性障害の症状を強めることになるのです。

このように、併存障害を持つことは、病状を複雑にし、悪循環を作り出し、治療の課題を増やすことになります。ですから、併存障害に至る前に、気分変調性障害だけのうちに治療に着手することができれば、それだけ望ましいことになります。本書などを参考にしていただき、併存障害を発症しなくても気分変調性障害の治療を受ける方が増えることを期待していますが、今までのところは、併存障害を発症することによって治療を受けざるをえない状況に陥った結果、初めて治療につながる人が少なくありません。最終的に治療につながったという意味では「よかった」ということになりますが、実際には「結果」である併存障害のほうだけが治療されることも少なくないのです。何年間も摂食障害とだけ診断されてきた人に、それよりも先行して発症していた気分変調性障害を見つけることも、実際の臨床では多いものです。

なぜこういうことになるのかと言うと、すでに述べてきたように気分変調性障害が病気として扱われにくいという事情がありますが、それだけでなく、長年摂食障害などの病気を患っていれば、誰でも自分はだめな人間だと思うだろうし、気分が落ちこむのはあたりまえだろう、という感覚があるからです。つまり、「原因」と「結果」が逆転してとらえられてしまっているということになります。たしかに「原因」と「結果」が悪循環に陥るという側面はあるのですが、それでも「原因」である気分変調性障害を見つけて治療することは重要です。

なお摂食障害については、拙著『拒食症・過食症を対人関係療法で治す』（紀伊國屋書店）を、社交不安障害については本シリーズ既刊『対人関係療法でなおす　社交不安障害』をご参照ください。

気分変調性障害と似て見える、ほかの病気

❖反復性うつ病・双極Ⅱ型障害

自分は慢性的にうつだと感じる人の中には、気分変調性障害ではなく、大うつ病を繰り返している人もいます。あまりにも頻繁に大うつ病を繰り返すので、まるで常にうつでいるような気になってしまうのです。こういう人たちの場合は、注意深く病歴を聞いていくと、うつでない時期を見つけることもできます。それが2ヵ月以上あれば、気分変調性障害の診断基準は満たしません。大うつ病を繰り返している人の場合は、治療の目的は大うつ病の再発防止ということになりますから、

それぞれの「きっかけ」により注目していくことが必要になります。『対人関係療法でなおす　うつ病』をご参照ください。

また大うつ病を繰り返している方の中には、双極性障害の方が少なからず存在しています。双極性障害というのは「躁《そう》」と「うつ」を繰り返す病気ですが、従来より「躁うつ病」として知られてきたものは、双極Ⅰ型障害と呼ばれています。このタイプの人たちは、派手な症状が出る「躁」の時期がありますから、気分変調性障害とまちがわれるということはまずありません。

まぎらわしいのは、双極Ⅱ型障害と呼ばれるタイプです。これは、「うつ」と「軽躁」を繰り返す病気です。「軽躁」が見逃されやすいため（「躁」ほど派手な症状が出ず、むしろ「仕事がはかどる時期」というような自覚の人が多い）、反復性のうつ病と思われていることが少なくありません。双極Ⅱ型障害の人たちは、「うつ」の時期がとても長いことが知られていますので、粗雑に経過を振り返ると、まるで気分変調性障害のように見えることもあります。現在の診断基準では「うつ」のほかに、４日間以上、他者の目にもわかる軽躁状態が続くことが双極Ⅱ型障害と診断されるためには必要な条件です。この期間に、「自分はすごい」「自分は何でもできる」と思うような感覚があったり、ふだんよりも睡眠時間が少なくてすんだり、目的志向の活動を熱心にするようになったり、よく話すようになったりすると、双極Ⅱ型障害である可能性が高いです。双極Ⅱ型障害の場合には、うつ病とは全く別の治療法が必要となりますので、正しく診断することが必要です。詳しくは本シリーズ前著『対人関係療法でなおす　双極性障害』をご参照ください。

私の印象では、「治りにくいうつ」と言われているものは、基本に気分変調性障害があるケースと、双極II型障害のケースが多いように思います。その他、大うつ病のきっかけになったストレス因子が解決されずに遷延《せんえん》しているようなケースも、「治りにくいうつ」につながる場合があります。

✤PTSD

慢性的な「うつ」が続く病気として、気分変調性障害に一見似たものに、PTSD*があります。本来PTSDは、身の保全に関わるようなできごと（災害、犯罪、事故、虐待など）が自らの身に起こったり、目撃したり、家族などにそのようなできごとが起こったことを知らされたりという形で心が傷つけられたときの反応として起こる不安障害で、気分障害である気分変調性障害とは全く異なる病気なのですが、二度と傷つかないようにと引きこもり気味になったり、自分に自信を失った状態が続いたりするところが、一見、慢性のうつ病に見えることがあります。

PTSDと診断されるためには、自信のなさや引きこもり気味という症状に加えて、心の傷となったできごとがよみがえるような症状（フラッシュバック**が起こる、怖い夢を見る、外傷的体験を思い出すようなことに直面すると身体に不安反応が起こるなど）と、覚醒亢進症状（眠りの浅さ、驚きやすさなど）が同時にあることが必要です。また、どの外傷的体験が発症のきっかけになっているかを特定する必要があります***。

診断は気分変調性障害であっても、いろいろとトラウマティックな経験をしている人はいますの

* Post traumatic stress disorder：心的外傷後ストレス障害
**心の傷となったできごとの記憶が、意図しないときに、突然、しかも強烈によみがえってくること
***「複雑性PTSD」と呼ばれるものの場合は、ある一つの外傷的体験によって発症するのではなく、一定期間、繰り返し外傷的体験（虐待やDVなど）を受けることによって発症するので、単一のできごとが特定されるわけではない

で、一見区別がつきにくいケースも多いのですが、その外傷の強度はどの程度か、外傷がよみがえるような症状（悪夢やフラッシュバック）があるか、覚醒亢進状態があるか…というあたりで診断を区別していきます。本人はトラウマについて語りたがらないことが多いですから、容易に診断できない場合もあり、長い間「うつ状態」として治療されているケースも少なくありません。なお、トラウマの結果としてＰＴＳＤではなくうつ病になる人もいますので、トラウマの有無だけで診断が決まるわけではありません。

ＰＴＳＤの場合には、エクスポージャー（曝露《ばくろ》）などＰＴＳＤ用に開発された有効な治療法もありますし、対人関係療法を行う場合にも、その「外傷的な体験」をきっかけにした対人関係の変化に焦点をあて、ＰＴＳＤの症状がどのように現在の対人関係に影響を与えているかを考慮に入れながら現在の対人関係機能を改善していく必要があり、気分変調性障害の治療とはやはり異なった工夫が必要となります。この点については、本シリーズ『対人関係療法でなおす　トラウマ・ＰＴＳＤ』（仮題）として、巻を新たにご紹介する予定です。

✤社交不安障害

その他、併存しやすい障害の一つとして前述した社交不安障害も、自分に自信が持てない病気としては共通点があります。本章の冒頭に挙げたような感じ方は、社交不安障害の人にもおなじみのものかもしれません。また、気分変調性障害の人も、自分は「だめな人間」だと思っていますので、多かれ少なかれ対人不安を持っているものです。区別する点としては、対人不安がメインの症状であれば社交不安障害である可能性が高く、特に、往々にして身体に現れる不安反応が強い場合には、社交不安障害だと考えられます。気分変調性障害の人も、だめな自分を見破られることを怖れていますが、ごく表面的なやりとりであればそつなくこなすことも可能です。社交不安障害の人は、「ごく表面的なやりとり」で起こる不安反応こそが最大の難関であることが多いものです。

社交不安障害と気分変調性障害の治療には実際に共通点も多いのですが、社交不安障害は不安障害ですので、不安症状に焦点をあてた取り組みが必要であり、まずは不安症状についてよく学ぶところから始めます。先ほどお話ししたように、この二つの病気は併存することもあります。社交不安障害の治療について、詳しくは本シリーズ既刊『対人関係療法でなおす　社交不安障害』をご参照ください。

気分変調性障害の治療

✜薬物療法

気分変調性障害が、「性格的な問題」ではなく、治療可能な病気だという大きな根拠となったのは、抗うつ薬が効果を示すということでした。アキスカルら〔文献1〕は、気分変調性障害に対する抗うつ薬の効果を報告しました。その後、抗うつ薬と偽薬を6週間投与した研究*で、コクシスら〔文献7〕

*このときの対象76名のうち96パーセントが大うつ病の診断基準も同時に満たしていた。また、DSM-Ⅲの気分変調性障害には、大うつ病が慢性化したタイプのものも含まれており、現在の基準とは厳密には異なる

は、抗うつ薬が偽薬よりも効果的であることを示しました。抗うつ薬投与群では全参加者のうち45パーセントに著しい改善が見られましたが、偽薬投与群では12パーセントでした（研究プログラムを完了した人たちだけを見ると、抗うつ薬投与群の59パーセント、偽薬投与群の13パーセントでした）。また、改善したのはうつの症状だけでなく、慢性的に続いてきた社会的・職業的機能の問題も抗うつ薬投与開始後6週間以内に有意に改善することが示されたのです〔文献8〕。この効果の早さが、気分変調性障害の「治療可能な病気」としての側面を物語っています。それが本当に「性格的な問題」だとしたら、こんなに早く薬が効果を示すことは考えられないからです。

その後も、抗うつ薬を短期間投与することで、気分変調性障害（二重うつ病になっているものも含む）に効果があることが示されてきました。薬物療法を継続することによって、ぶり返しや再発が予防できることも示されています〔文献9〕。この研究では、気分変調性障害だけの人、二重うつ病の人、大うつ病が慢性化した人のすべてが「慢性のうつ病」として対象になっていますが、症状がよくなった後も二年間抗うつ薬を継続した群における再発率は11パーセントだったのに対し、偽薬を継続した群では52パーセントが再発しました。

これらのデータから、抗うつ薬による薬物療法は、気分変調性障害の人にお勧めの治療法であることはまちがいありません。妊娠中や授乳中などの理由で薬を使うことができない人や、副作用が強すぎて耐えられない人でなければ、まずは抗うつ薬を服用してみることで、長年続いている「おなじみの感じ方」が変わり得るものなのだということを経験してみることは大きな意味を持ちます。

今までの臨床研究においても、すべての人に抗うつ薬が効果を示すわけではありませんが、約半数の気分変調性障害の人が薬物療法に反応することが示されています。どういう人に薬が効きやすく、どういう人に効きにくいのかは今のところわかっていませんので、今までに十分な量の抗うつ薬を試したことがない人は、まずは誰でも試してみたほうがよいと思います。「十分な量」というのはとても重要なことです。抗うつ薬は十分な量を使わないと、本来得られる効果も得られなくなるからです。「薬はできるだけ控えめに」という考えは、うつ病に対する抗うつ薬の場合には、適した考え方ではありません。薬を使うべきときにしっかりと使い、減らすべきときに減らし、やめるべきときにやめる、というメリハリのある使い方が必要です（どういうときが「減らすべきとき」で「やめるべきとき」なのかについては科学的なデータがありますので、自己判断しないでください）。抗うつ薬を飲んだことがあるけれども効かなかったから自分には薬は効かないのだ、と決めつけることなく、それが「十分な量」だったのかどうかは、ぜひ専門家の意見を聞いてみてください。思ったよりも大胆な量が必要である場合も少なくないものです。

✜精神療法

薬物療法に比べて、気分変調性障害に対する精神療法の効果を示すデータは、まだ「乏しい」というのが現状です。これは、気分変調性障害が「病気」として認識されるようになってからの歴史の浅さを反映したものなのかもしれませんし、研究デザインの難しさなどがあるのかもしれません。

認知行動療法

効果を示すデータがそれなりにあって用いられている精神療法の主なものに、認知行動療法があります。認知行動療法の中で、特に慢性のうつ病に対して作られたものにCBASP*（シーバスプ：認知行動分析システム精神療法）〔文献10〕という治療法があります。2000年の〈ニュー・イングランド・ジャーナル・オブ・メディスン〉という科学的レベルの高い雑誌に発表された大規模研究の結果〔文献11〕は、慢性うつ病患者**に対して抗うつ薬とCBASPが同じくらいの患者（約50パーセント）において効果を示し、併用すると73パーセント（治療を完了した患者群だけを見ると、なんと85パーセント）の患者に効果が見られた、というものでした。これは衝撃的な結果で、大きな注目を集めることになりましたが、その後行われている研究では残念ながらそれほどの効果が再現されていません。

CBASPでは、自分が環境に対して影響を与えることなどできないという患者さんの無力な思いこみに焦点をあてます。「状況分析」と呼ばれる技法を用い、患者さんの言動が対人関係など周囲の環境に対して引き起こした「結果」に注意を向けさせて、患者さんの言動が周囲の環境と相互作用を持っていることに気づかせたり、過去の人間関係における苦痛な体験を治療者との関係に投影してくることを利用し、「対人弁別練習（IDE）」という技法を用いて、過去に出会った人々と目の前の治療者との患者さんへの対応のちがいについて注目したりします。本書でご紹介する対人

* cognitive behavioral analysis system of psychotherapy
**この研究における「慢性うつ病患者」とは、大うつ病の状態にある人で、二重うつ病の人や、大うつ病が治らずに慢性化している人たちが対象となった

関係療法とは異なり、「病気」という概念を強調せず、より行動療法的に訓練を重視する治療法です。

対人関係療法

本書のテーマである対人関係療法は、気分変調性障害に対して、今のところ小さな規模の研究でしか効果が認められていません。たとえば、大うつ病に対する対人関係療法のように、大規模で、信頼性の高い複数の研究で効果が示されているわけではないのです。対人関係療法は、基本的に、エビデンス・ベイスト（科学的根拠がある）であることが長所ですので、大規模な研究において効果が示されていない対象については本来あまり宣伝すべきではないのですが、私の臨床経験からは、気分変調性障害の人が知っておいて損のない治療法だと思っています。少なくとも私の患者さんにおいては、対人関係療法は気分変調性障害にとてもフィットします。薬物療法と併用している人も、対人関係療法だけを行っている人もいますが、それぞれの症例レベルではとても効果を実感できる治療法だと思っています。

対人関係療法は、主に次の二つの状況において用いることができます。

（1）薬が効かない人、薬を使うことができない人に対するメインの治療として
（2）薬は効いたけれども、対人関係面の困難を抱えている人に対する補強的な治療として

（1）は、気分変調性障害以外の病気についても同じように考えるものです。薬が効かないのなら、あるいは、使えないのなら、精神療法を考えるしかない、ということです。そして、大うつ病に効果がある抗うつ薬が気分変調性障害の半数の人に効くのですから、大うつ病に効果がある対人関係療法を気分変調性障害にも使ってみようというのは、決しておかしな考え方ではないでしょう。

（２）は、気分変調性障害は、対人関係により特異的なものです。これがまさに本書のテーマになるのですが、気分変調性障害は、対人関係に大きなダメージを与える病気です。詳しくは第3章で述べますが、多くの人が、思春期のころから対人関係を大きく歪めるこの病気にかかっているため、人との健康なやりとりを「知らない」ということが多いのです。抗うつ薬が効いて症状が改善した人であっても、「知らない」ことはできないわけです。そこで戸惑ってしまって、そのストレスからまた病気がぶり返す、ということすらありますので、薬の効果を補強する精神療法は必要です。

「社会的な教育や訓練が必要だということは、やっぱり気分変調性障害は人格的な問題ではないか」と思われるでしょうか。全くそんなことはありません。これはむしろ「リハビリ」に似た考え方です。身体の病気でも、治療が成功し身体の機能が回復したあと、新たな身体の状態で日常生活を送れるようになるためには、一定期間のリハビリが必要になることも珍しくはありません。たとえばずっと歩けない病気にかかっていて、ついにその病気に対する治療が成功し、歩く力を得たとしても、それまでに歩いたことがないのであれば、やはり「歩く練習」が必要になるでしょう。こういう場合に、歩く練習をしているからといって病気ではなかったのだという理屈がまったく意味をなさないのと同じように、薬が効いた後の対人関係の練習の必要性は、気分変調性障害が病気ではないという意味にはならず、むしろ、病気によってどれほど長い間健康な機能が奪われてきたかを示すものだと思います。

私は今まで、気分変調性障害の患者さんで対人関係の困難を抱えていない人を見たことがありませんし、ほかの治療者も同様だと思います。ですから、精神療法として対人関係療法を用いることには正当な根拠があると言えますし、実際の治療でも、とても適切な焦点だと感じています。

◆　◆　◆

なお、気分変調性障害は「性格的な問題」として長い間認識されてきましたので、伝統的には精神分析が多く行われてきました。しかし、長い間主流の「治療法」であったにも関わらず、精神分析が気分変調性障害に有効であることを示したデータはありません。また、気分変調性障害に対する対人関係療法のパイオニアであるマーコウィッツ〔文献12〕は、気分変調性障害を病気として見るのではなく個人の内的葛藤に焦点をあてる精神分析には、病気と人格を混同して患者さんの罪悪感を増すリスクがあることを懸念しています。私も全く同感です。これのどこが問題なのかは、次の第2章でご説明します。

第2章　気分変調性障害を病気として扱う

“病気とは何か”

本書の全体が、「気分変調性障害は病気である」ということを前提に書かれています。気分変調性障害に対して対人関係療法を行う際に、これは欠かせない前提です。

気分変調性障害のときだけでなく、対人関係療法は全般に、病気を治療するという「医学モデル」をとります（「医学モデル」については、第2部の87ページで詳しく述べます）。単に対人関係の問題を解決するというものではなく（もちろん対人関係の問題も解決されるのですが）、薬物療法と同じく、診断された病気を治すという治療法なのです。そして、治療する際には病気を病気として明確にします。

人を「病気扱い」することに抵抗を感じる人も多いと思いますが、その人が実際に病気にかかっている場合、それを認めないと、対人関係のずれにもつながっていきます。病気のためにできないことがあるのに「やる気を出せばできるはず」などと期待してしまうと、お互いに苦しいことになってしまうのです。病気の人の周辺で起こっているトラブルは、多くがこの構造によるものです。病気であることを認めれば、できることとできないことが明確になりますし、お互いに何を期待したらよいかがはっきりします。その結果、ストレスも減りますし、本当に相手のためになることができるようになるのです。

気分変調性障害の場合、病気であることを明確にすることのメリットはほかの病気以上に大きいですから、ここで改めて病気とは何かから振り返っていきたいと思います。

病気について基本的に言えることは、次のようなことでしょう。

(1) 病気は本人にとって望ましくない、苦しい状態である

病気でいることは、症状そのものの苦しさもありますし、症状によって社会的な機能や可能性が損なわれるという二次的な損失もあります。病気であることそのものは、本人にとって望ましくない、苦しい状態であり、できれば避けたいものだというのはどんな病気についても共通することです。中には「疾病《しっぺい》利得」といって、病気であることがプラスになる場合もありますが（たとえば、病気になって初めて周囲から優しくしてもらえるなど）、これも、「病気であることは苦しいけれども、病気でないともっと苦しい」というだけの話であり、病気が苦しくないというわけではありません。

もちろん、病気を持ちながら幸せに生きている人たちもたくさんいます。それは、病気であることをどう受け止めるか、という次元の話であり、病気そのものの苦しさや不自由さが解消されるわけではありません。

気分変調性障害の場合、第1章で述べたように病気そのものが人生の質を大きく損ないますし、主観的にも慢性的な苦しさが続きます。しかも、それが病気でなく「本人の人格の問題」としてとらえられてしまい、周囲の人は優しくするよりも叱咤激励してしまいますから、疾病利得はまず見こまれません。また、病気であることをどう受け止めるか、ということについても、そもそも病気として認めていないわけですから、病気とともに幸せに生きるなどという境地に達している人は、まずいないものです。気分変調性障害はほぼ全面的に苦しい病気だということは、しっかり認識しておく必要があります。**誰よりも苦しいのは本人だということは、気分変調性障害に取り組んでいくうえで、忘れてはならない事実です。**

（2）病気になったことは本人のせいではない

精神科の病気は、いずれも原因が特定されてはいませんが、さまざまな研究により、先天的なもの（遺伝）と後天的なもの（環境）の相互作用の結果として病気が起こってくるということがわかってきました。後天的なものの中には、幼少期の環

《「病気」について言えること》

1．本人にとって望ましくない、苦しい状態
2．病気になったことは本人のせいではない
3．病気の症状は本人のコントロール外
4．治療の対象になる

境など、今となってはどうしようもないものも多くありますので、実際には、病気の発症に関しては自分でコントロールできない部分が多いのです。コントロールできるとすれば、現在の環境において、発症につながるきっかけをできるだけ防ぐということくらいでしょう。そうは言っても、現在の環境の全部を自分でコントロールできるわけではありませんから、完全に予防することはできません。

病気の発症については、本人のコントロールが及ばない部分のほうが多いということを忘れてしまうと、病気の人たちすべてを「自己管理が悪い」と見ることにもなってしまいます。

気分変調性障害の場合、発症が中学〜高校生時代という人が多く、そこに何らかの自己責任を求めるのは極めて不適切です。また、大うつ病の場合にはきっかけを明らかにすることができますが、気分変調性障害の場合にはきっかけがわからないことのほうが多いものです。気づいたら自分とともにいた病気、という性質のものであり、発症のきっかけを作らないように予防するということもほとんどできないのです。気分変調性障害になったことは、まちがいなく本人のせいではありません。

(3) 病気の症状は本人のコントロール外にある

ひとたび病気になると、そこで起こる症状を自分でコントロールすることは基本的にできません。ここが、病気とそうでないもののちがいだとも言えます。

病気というのは、簡単に言えば、ある状態に置かれた心身が起こす一連の反応パターンです。たとえば「インフルエンザウイルスに感染した」という状態に置かれれば、身体は高熱や関節痛などの一連の反応パターンを示します。「熱は三八度以下にしたい」「明日は大切な仕事があるから、今日中に治ってほしい」などと思っても、自分でそれをコントロールすることはできません。

うつ病についても全く同じことです。私たちは、病気ではない「憂うつ」なら、ある程度コントロールすることができます。自分で意識を切り替えることによって前向きになることもできますし、別のことに没頭して「憂うつ」を忘れることもできます。これらはいずれも、病気でないときにのみ可能なことです。

病気になると、インフルエンザの場合と同様、一連の反応パターンが起こります。それは自分の意思で取捨選択できるものではありません。そもそも、うつ病の症状を自分でコントロールできるのであれば、それをうつ病とは診断しません。自分ではどうしようもない一連の症状が、その病気に特徴的なパターンをもって経過しているとき、その状態は病気として診断されるのです。ひとたび病気になってしまうと、一連の症状のセットは、本人が望むか望まないかにかかわらず、自動的に進んでいきます。ある症状だけを避けたり、症状が出てくる順番を自在に入れ替えたりすることはできないのです。

この特徴は、気分変調性障害にもそのままあてはまります。多くが思春期に発症し、一定の症状が、一定の経過で現れるのです。その症状を本人が操作することはできません。むしろ、症状をコントロールしたいと誰よりも思っているのは本人であり、それができない自分を責めているものです。本人にできるのは、せいぜい、「症状を隠す」ということであり、それが気分変調性障害の人たちが日常的にやっていることです。

症状を本人がコントロールできないということは、気分変調性障害の場合、特に重く認識しておく必要があります。「もう少し前向きに考えられないの？」などと気軽に助言する人がいますが、それは、「悲観的な物事のとらえ方」という気分変調性障害の症状を自分でコントロールするように要求していることになってしまいます。そして、気分変調性障害は病気なので、症状を自分でコントロールすることなどもちろんできません。本人は「はい、そうします」と答えつつ、前向きに考えられない自分を責め、ますます自分を「できそこない」だと思う、という悪循環に陥ってしまうのです。助言した人はもともと、よかれと思ってやっているものであり、相手をそんなふうに追いこみたかったわけではないはずです。ですから、何が病気の症状であって、本人には変えたくても変えられないものなのかを明確にすることには、大きな意義があります。

(4) 治療の対象になる

治療は、病気に対して行われるものです。もちろん、病気にもさまざまな種類がありますので、治療の目標や内容もそれに応じてさまざまなのですが、対人関係療法が適用される病気は、いずれも、「治療可能なもの」であることが前提となっています。つまり、「治せる」病気だということです。気分変調性障害もその一つです。「治る」というのはどういうことかというと、気分変調性障害の診断基準を満たすような状態ではなくなるということです。

治療可能な病気の場合、そこで目指すことはかなり明確です。治るために必要なことをする、ということになるからです。患者さん本人は、治るための治療を受けるということになりますし、周りの人たちは、その治療で行われていることに協力する、ということになるでしょう。また、病気に悪影響を与えるようなことはしない、ということも身近な人たちの役割になります。

なお、「病気を治す」ということと「症状をコントロールする」ということは、似て非なるものです。「治る病気なのだから」と、症状のコントロールを本人に要求するのは、百害あって一理なしです。たしかに、病気が治るときには、症状もおさまってきますが、それは病気が治った結果にすぎず、症状そのものがコントロールできたというわけではありません。抗生物質を飲めば下痢が止まることがわかっている病気だからといって、下痢を自分でコントロールできないのは当然です。対人関係療法のように薬を使わない治療法であっても理屈は全く同じです。

病気として認識することで悪循環から脱する

以上に見てきたように、気分変調性障害は病気としての特徴をいずれも持っているものであり、病気として扱うことが極めて妥当なものなのですが、それでも「病気扱いしないほうが、むしろよいのではないか」という疑問をお持ちの方もいらっしゃると思います。病気扱いすることで本人がますますネガティブに落ちこんでいくのではないか、という心配は多くの人がしていることだからです。

その疑問に答えるために、気分変調性障害を病気として扱うことのメリットを見ていきましょう。

気分変調性障害の人は、基本的に、あらゆることを「自分をいじめるような形で」とらえることが特徴です。それがこの病気の症状だからです。誰の責任であるかが明確になっていないものはすべて「自分のせい」としてとらえてしまいます。他人に対して不満を感じるときでさえ、「でも、そんな事態を招いた私が悪い」「このくらいのことを我慢できない私が悪い」というふうにとらえるのです。

ですから、気分変調性障害の症状が「病気のせい」なのか「本人のせい」なのかを明確にすることは、ことのほか重要です。明確にしないと、気分変調性障害の人はまちがいなく、「自分のせい」だと思うからです。苦しんでいるのは自業自得なのだと思う場合と、自分は苦しい症状を呈する病気にかかっているにすぎないのだと思う場合では、症状の重さは同じであっても、受け取るストレスに大きなちがいが生じます。気分変調性障害を病気として明確にすることは、本人は病気の被害者なのだという立場を明確にすることです。そうしないと本人は、自分の「人間としての欠陥」のツケとして苦しむのみならず周りにも迷惑をかけてしまう、加害者的な立場にいると認識してしまうのです。この表現は大げさに感じられるかもしれませんが、気分変調性障害の人が日々抱えている思いは、このくらい重いものです。

もちろん、気分変調性障害ですから、「あなたのせいではない」と伝えればすぐにすっきりするわけではありません。それでも「自分のせい」だと思い続けるものです。だからこそ周りの人たちは、確固とした姿勢で、「あなたのせいではなく、病気の症状なのだ」と伝え続ける必要があるのです。あいまいにせずにはっきりと伝えることはとても重要です。本人はすぐに「自分をいじめるような形で」受け止める傾向にあるのですから、周りのあいまいさを見て、「やっぱり本心では私のことを病気などではないと思っているにちがいない」と思ってしまうのです。

また、気分変調性障害を病気として扱わないと、症状の一つひとつを事実として肯定することにもなってしまいます。27ページでご紹介した診断基準の代案がわかりやすいと思いますが、「低い自尊心または自信、または自分が不適切であるという感じ」「悲観主義、絶望、または希望のなさ」「全般的な興味または喜びの喪失」「社会的引きこもり」「慢性の倦怠感または疲労感」「罪悪感、過去のことをくよくよ考える」いらいらしているという主観的感覚、または過度の怒り「低下した活動性、効率、または生産性」「集中力低下、記憶力低下、または決断困難に反映される思考困難」…という一つひとつが、病気の症状ではなく、自分自身だとしたら、これほど絶望的なことはないのではないでしょうか。自分という人間には、肯定できる要素が一つもないかのようです。「病気扱いしたらかわいそうだ」と善意で考えることは、つまり、「あなたには長所が一つもない、どうしようもなく絶望的な人間なのですよ」と本人に通告しているのと同じことになってしまうのです。これはとても残酷なことです。

一方、これらの特徴が、「気分変調性障害である間は誰もが経験する症状であり、実際の自分を反映したものではない」と明確にされれば、その絶望はかなり改善されます。たとえば、自分に自信がなく、自分が不適切だと思うのは、実際に自分がそういう人間だからではなく、気分変調性障害になるとそういう感じ方をするからだ、ということを明確にできます。過去のことをくよくよ考えるのは、本当に過去に取り返しのつかない失敗をしたからではなく、単に、気分変調性障害になると過去のことをくよくよ考えやすくなるからだ、ということも明確にできるのです。

――症例

現在二十代のナズナさんは、高校受験の勉強中に何も頭に入らない状態になってしまい、勉強しようとしても空回りしてしまう時期が数か月間続きました。その結果、志望校のレベルを下げなければならなくなってしまいました。母親は「もう少しがんばれないの？」と不満げでしたが、ナズナさんが泣き出してしまったため、しぶしぶ許可しました。入学した高校で、ナズナさんは疎外感を抱き続け、親しい友人を作ることもできませんでした。ナズナさんの頭の中では、「高校受験のときに自分のがんばりがきかなかったから、すっかりだめな人生になってしまった」というストーリーが繰り返され、そのたびに「がんばりのきかない自分」を責め続けてきました。

ナズナさんの治療においては、まず、中学時代から気分変調性障害を患っていたらしいということ、そして、気分変調性障害のために自分を追いこんで勉強していたため、おそらく大うつ病を発症したのだろうということ（何も頭に入らない状態になった時期）を確認しました。勉強ができなくなったのは、がんばりがきかないからではなく、大うつ病にかかっていたからであり、病気として気づかれ治療を受ければまたちがった経過をとっただろうけれども、思春期のうつ病は見つけられにくいものなので、誰かの明らかな落ち度というわけでもない、ということも確認しました。ナズナさん本人は、がんばりがきかないどころか、一貫して気分変調性障害を患い、さらに当時は二重うつ病になっていたというのに、ふつうの学生としてやってきたわけですから、むしろがんばり屋なのだということも確認しました。

「もう少しがんばれないの？」と不満げな質問をした母親の態度は、二重うつ病の娘に対するものとしては大変不適切だったと言えますが、母親は病気のことを知らなかったのですから、まあしかたがないことでした。現在改めて病気について学んでもらうと、母親は「そんなに苦しかったのに、一人でがんばっていたのね。それなのに厳しいことを言ってごめんね」と涙を浮かべてナズナさんに謝ってくれました。ナズナさんは、それでも自分のがんばりが足りなかったのではないかという思いを拭いきれませんでしたし、母親を泣かせてしまって申し訳ないとも思いましたが、同時に、自分のがんばりを母親が認めてくれたことでホッとする気持ちもありました。

こうやって、病気が自分の思春期にどのような影響を与えてきたかということを学んでくると、高校受験は「取り返しのつかない失敗」ではなく、「病気の経過の中で自分が乗り越えた一つの困難」であったという位置づけになりました。そして、高校時代の疎外感は、おそらく、気分変調性障害を反映したものであり、親しい友人を作れないという、今に至る悩みを解決するためにも、気分変調性障害の治療をしていこうということになりました。

✤　✤　✤

ナズナさんが中学時代から気分変調性障害にかかっていたという推測をしたのは、「小学校時代にはあまり深刻に人生を考えたことがなかったけれども、中学に入ってしばらくした頃から、とにかくがんばらなければ取り残されるという気持ちが強まった」というようなナズナさんの話からです。生まれたときから気分変調性障害という人はいないもので、「私は生まれたときからずっとこんな感じです」と言う人の場合でも、よくよく話を聞いていくと、やはり発症前には今よりも「ましな」「深く考えていなかった」時期があるものです。ただし、それは遠い昔のことであることが多く、大人になってから発症した大うつ病のように「元通りに回復する」という目標地点が見えにくいことも、気分変調性障害の難しさの一つです。

ナズナさんは、気分変調性障害という病気の位置づけをするまでは、過去をくよくよと振り返り、すべてはがんばりのきかない自分が悪いのだと思いこんでいました。しかし、当時は病気を持っていた中では最善の対応をしていたということ、また、過去をくよくよとふり返るのは気分変調性障害の症状であって、過去の過ちをそのまま反映するものではないということを確認していく中で、治療の課題に前向きになることができました。

ここで、気分変調性障害を病気として扱わなければ、ナズナさんのストーリーを肯定することになってしまい、正確でないだけでなく、解決の方向さえ見えなくなってしまいます。

以上に見てきたように、**気分変調性障害の場合、病気として認識することそのものが、治療効果を持ちます。**気分変調性障害の方は自責と絶望の悪循環に陥っているのですが、そこに、「本人のせいではなく病気のせい」という視点と、「治療をすれば治る」という希望を与えることは、悪循環から脱する効果を持つからです。また、現状を改善するための新たな試みをするときにも、「とても難しすぎてできない」と感じられるものですが、その感じ方そのものが気分変調性障害の影響を受けたものであり、現実をそのまま反映したものではない、という知識を持つことによって、ハードルが下がります。

「病気」だと言われたときの患者さんの胸のうち

気分変調性障害を病気として扱うことには、あまりにも貴重なメリットが多くあり、病気として扱うところから治療が始まると言っても過言ではありません。

ただし、病気だと言われてもなかなかそうは思えないのが気分変調性障害という病気であり、何度も何度も病気だという認識に立ち返り、確認していくことが、気分変調性障害の治療プロセスの中心になります。

《病気という認識自体が治療効果を持つ》

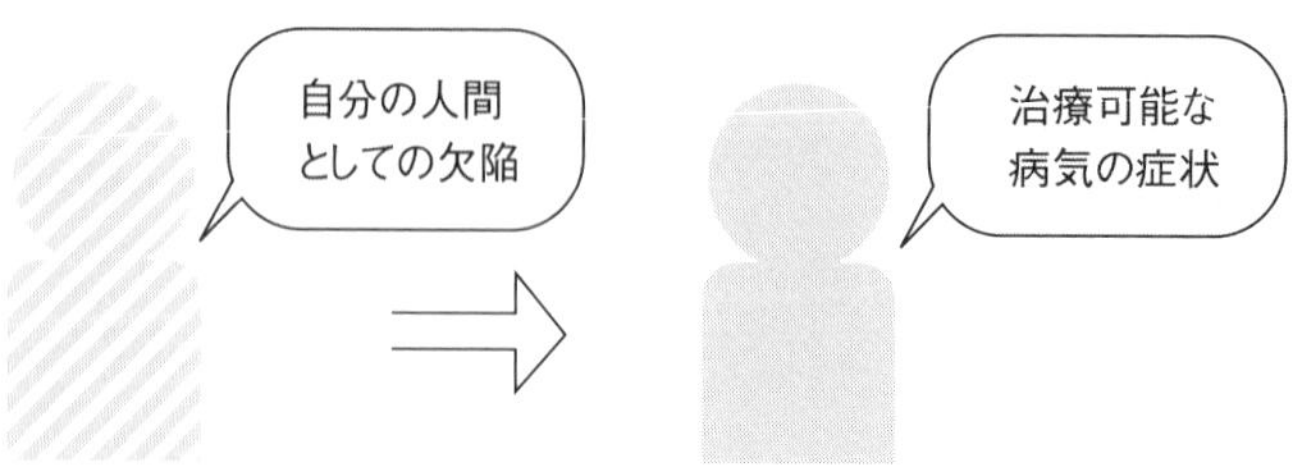

患者さんの状態を気分変調性障害と診断し、本人が「人間としての欠陥」だと思っている特徴は治療可能な病気の症状であると説明すると、「でも、私の場合は…」というような反応をすることが一般的です。気分変調性障害という病気が存在することは認めても、「自分だけはちがう」というふうに感じるのです。これは、気分変調性障害の診断をさらに確かなものにする根拠にすぎません。自分にとってかなりポジティブな結果につながりそうな機会ですら、ネガティブにとらえているからです。

「自分が病気だなんていう都合のよい考えを受け入れてもよいのでしょうか」と許可を求めてくる人もいます。病気であるということを認めると、自分の無能や怠慢を正当化しているように感じるというのです。これも気分変調性障害の診断を補強する感じ方だと言えます。

あるいは、「病気というのは、もっと重い人のことを言うのではないでしょうか」というのも典型的な反応です。気分変調性障害は十分に重い病気ですが、「自分は我慢が足りない」という認識を持っている気分変調性障害の人は、苦しさを感じても、「病気が重いから」とは思えず、「自分の我慢が足りないから」としか感じられないのです。

患者さんの中には、「もしも本当に治る病気だったら嬉しい」という程度に受け止めてくれる人もいます。でも、そういう人だからといって、その後ただちに「これは症状」と割り切れるようになるわけではなく、何かが起こるたびに「やはりこれは病気などではなく、自分という人間の問題なのではないか」という考えに繰り返し向き合っていく必要があります。

こうして見てくるとわかるように、気分変調性障害の人にとって、「病気」として扱われることは決して「かわいそうなこと」ではなく、「許されていないぜいたく」と言ってもよいほどのものです。疲れ果てているのに全力疾走を要求されている人が、ふと「休んでいいよ」と言われるような感じに似ています。これが顕著に表れるのが、併存障害を持っている人の場合です。たとえば、気分変調性障害に加えて摂食障害を持っている人の場合、「摂食障害を治すと、また全力疾走を期待されるようになる。あの苦しい日々に戻ることとは、自分にはもうできない」と言って、摂食障害を治したがらないこともあります。このような場合、「摂食障害でいること」が、「病気だから、休んでいいよ」と言われていることにあたるのだと思います。本来は、摂食障害にならなくても、気分変調性障害だけでも「病気だから、休んでいいよ」と言ってもらうべき性質のものなのですが、気分変調性障害が病気だという認識がないため、そのようなことになってしまうのです。

もちろん病気を認めることにともなう悩みもあるわけですが、気分変調性障害という病気に関して言えば、病気として認めないときの苦しみがあまりにも深いため、病気につきものの悩みのほうが目立たないくらいだと感じています。

第3章　気分変調性障害を見つける

本章では、自分が気分変調性障害にかかっているかどうかを知るために、典型的なパターンを見ていきたいと思います。本章で述べるようなパターンが「おなじみ」のものであれば、気分変調性障害である可能性はかなり高いでしょう。もちろん、最終的な診断は、専門家が面接によって行うべきですが、本章を、気分変調性障害の可能性を考える一歩として活用していただければ幸いです。

なお、細かいレベルでは、自分とちがうところがあるかもしれません。同じ病気でも、どこを重点的に感じるかは、人によるからです。しかし、共通して言えるのは、その認知（ものごとのとらえ方）だと言えます。気分変調性障害の基本的な特徴は「自分をいじめるような形」でものごとをとらえる、ということです。その根底にあるのは、「だめな人間である自分」という感覚です。すべてのことを、「だめな人間である自分」という色眼鏡を通して、「自分をいじめるような形で」解釈する、というのが気分変調性障害に特有のとらえ方です。

患者さんから見た世界

自分の「人間としての欠陥」を隠そうとして生きている気分変調性障害の人にとって、この世界は「生きていくのがとても難しい場所」です。要求される難しいことがとてもたくさんあって、自分はやっとの思いでついていっている、という感覚なのです。そして、その感じ方そのものが自分の未熟さを表していると考えますので、さらに隠し、一人で抱えこんでいきます。

気分変調性障害の人は、社会人になる前後に二重うつ病になったりすることが多いのですが、それは、「社会人になること」に圧倒されてしまうからです。社会人になったら、学生時代よりもますます多くを要求される、それらの要求に応えるためにはもっと努力しなければ、と自分に負担をかけ、大うつ病になってしまうのです。

もちろん気分変調性障害はうつ病であり、エネルギーのレベルが全体に低くなっていますので、社会生活を送ることの負担が健康な人よりも重いのは事実です。しかし、それだけではなく、「社会人になること」についてのとらえ方も、大きなストレスを作っているのです。

たしかに社会人になると要求されることは増えます。しかし、ふつうの人がそれに完璧に応えていることなどありません。多くの人が失敗しながらだんだんと慣れていくものですが、いつまでたっても決して「完璧な社会人」になるわけではないのです。ところが、気分変調性障害の人が「社会人になること」としてイメージしているのは、「完璧な社会人になること」です（そして本人はそれを「ふつうの社会人になること」だと思っています)。これではとても高いハードルに感じられるのもあたりまえですし、そのハードルを乗り越えようとしたら、寝る間も惜しんで必死の努力をすることが必要になるでしょう(事実、気分変調性障害の人はそのような働き方をしようとすることが多いのです)。

とらえ方の問題は、「社会人になること」そのものについてだけではありません。「社会人になることに圧倒されている自分」についてのとらえ方も、「自分をいじめるような形」になっています。どういうことかというと、「この程度のことで圧倒される自分は未熟」「誰でもふつうに乗り越えていること」ととらえるのです。そして、「難なく乗り越えているように見せなければ」と自分にますますプレッシャーをかけるので、ハードルがさらに高くなってしまいます。

このような「圧倒される感じ」は、社会人になるときだけでなく、昇進するときや異動するときなどにも常に感じられます。これが、大うつ病の上乗せなどにつながっていきます(88ページの「役割の変化」もご参照ください)。

大きな変化だけではなく、ちょっとした失敗も、ものすごく深刻にとらえることが多いものです。これはうつ病に特有なネガティブな受け止め方だとも言えますが、自分の「欠陥」を隠しながら必死で暮らしている人にとって、ちょっとした失敗を実物大に見ることは不可能でしょう。「どんな人にもあること」などと余裕のあるとらえ方をするのはまず無理で、「ほかの人はこんな馬鹿な失敗はしない。自分だから失敗したのだ。自分には何かが決定的に欠けているのだ」と思いつめます。

そして、「ちょっとした失敗にすぎない」と客観的に見ることもできず、「取り返しのつかないことをしてしまった」「大変な迷惑をかけてしまった」と思うものです。現実には誰も気にしていなくても、みんなが自分のことを「どうしようもなく無能な人間だ」という目で見ているような気になります。ちょっとした失敗をこれほど重大にとらえるわけですから、そのストレスたるや想像を絶するものです。

特に二重うつ病になると、実際に集中力などが低下して仕事上のミスが増えてきます。それを、「二重うつ病になったので集中力が低下しているだけだ」と見ることができればそれだけの話なのですが、気分変調性障害の人は、「どうして自分はこんなに同じようなミスを繰り返すのだろう」「こんなに単純なミスを繰り返している人なんて、ほかにはいない」「こんなことでは社会人として申し訳ない」「みんなが本心では私に呆れているはず」というふうに思いつめていきます。

気分変調性障害の人が苦手とするのは失敗だけではありません。「よいこと」も、単によいこととしてとらえることができません。むしろ、「よいこと」の中に悪い要素を見つけてようやく落ち着く、という人も多いのです。また、未来の予測も、悪いほう、悪いほうへとしがちです。これは単にものの見方がネガティヴだということだけでなく、「最悪の事態を予想しておけば、ひどいことになっても衝撃が少ないのではないか」という防衛意識からくる場合も少なくありません。

これらはすべて、「自分の人生がうまくいくわけがない」「自分が幸せになるわけがない」という強固な絶望感と関連しています。「よいことが起こったとぬか喜びをしたり、よい未来を予測したりすると、結局は手ひどいしっぺ返しが来るだろう」と思ってしまうのです。そうなったときの辛さを考えれば、最初から喜んだり楽しみにしたりしないほうが安全です。そんな気分変調性障害の人は、私の目から見ると、常に、見てはいけない夢を見ないように自分を縛りつけているような感じがします。

なお、気分変調性障害の人は人生をとても深刻に考えていることが多いものです。「人はなぜ生きるか」などといった哲学的なテーマを深く考えている人も少なくありません。その結論は、往々にして「やはり自分は生まれてきたことがまちがっていたのではないか」「やはり自分の人生は失敗なのではないか」という、うつ病のネガティブなとらえ方を反映したものとなります。

このような傾向について私がよく患者さんに申し上げるのは、その結論が「うつ病的」であるだけでなく、「人はなぜ生きるか」というテーマの設定自体も「うつ病的」だということです。私が臨床の中で現実に経験してきたことは何かというと、「人はなぜ生きるか」という難しいテーマに答えを出すことがうつ病の治療につながるわけではなく、うつ病がよくなるときには、そのような難しいことは考えなくなってくるということなのです。

気分変調性障害の人に、「健康な人たちは、そういうことをあまり考えずにただ毎日を生きているものですよ」と言うとびっくりされることが多いです。気分変調性障害の人たちにとって、「ただ毎日を生きる」などという気楽なことは不可能だからなのだと思います。常に襲ってくるネガティブな気持ちを抱えて生きていくということは、常に人生の意味を問い直しながらやっと成立することなのかもしれません。

「人はなぜ生きるか」というテーマの設定が「うつ病的」だと言うと、患者さんからよく聞かれるのは、「そんなに気楽に生きていいのですか」と、許可を求めるような質問です。深いことを考えずに生きたほうが楽なのだろうということはどこかでわかっていても、そんなに気楽な人生は自分には許されていないと思っているのです。

これらの感じ方のすべてが、気分変調性障害という病気の症状なのですが、長年気分変調性障害を患うことによって、それはあたかも本人にとっての人生観のようになってしまっています。症状ではあってもここまで深く染みついたものを治療によって変えられるわけがないと思われるかもしれませんが、実際には、短期間の治療であっても、集中的に行えばかなりの変化を起こせるものです。繰り返しになりますが、その重要な第一歩となるのが、これらの感じ方のすべてが気分変調性障害という病気の症状だと知ることです。

典型的な対人関係

気分変調性障害の人は、いくつかの特徴的な対人関係パターンを持っています。

まず、自分自身については、自分の気持ちを表現したり、適切な自己主張をしたりすることができません。自分の「欠陥」が露呈してしまうことにつながるような気持ちを表現することなど考えられませんし、自分は何かを主張する資格があるとも思っていません。全般に、何かを希望したり主張したりすることは「わがまま」だと感じるので、極度に抑制しています。また、人から拒絶されることに敏感な人が多く、少しでも「ノー」を言われる可能性のあることは言わない、というケースも多いものです。ですから、自分自身が不利な立場に立たされることも多いですし、なんと言っても、人と本当の意味で親しくなることができません。人と親しくなるためには、自分の気持ちを打ち明けることが必要だからです。

ところが、気分変調性障害の人は若い頃から病気を患っているので、「本音を打ち明け、違いを認め合って初めて本当の友達になれる」などという人間関係をほとんど経験していないことが多いのです。相手の言い分と少しでもちがうことを言うと人間関係の断絶につながる（少なくとも、自分は嫌われる）、と信じている人がほとんどです。これも、気分変調性障害に特有のものごとのとらえ方を考えれば、むしろ当然のことだと言えます。79ページで述べますが、相手の言い分と少しでもちがうことを言えない気分変調性障害の人は、相手に迎合的であいまいなコミュニケーションしかできず、結果としては第6章で述べるような対人関係のずれを作り出すことになってしまいます。そもそも、表面的に相手に合わせるような関わりでは本当に親しい関係性は作れませんから、気分変調性障害の人は常に孤独感を抱えていくことになります。

また、「他人に甘く自分に厳しい」というアンバランスも、気分変調性障害の人に典型的な対人関係パターンです。他人の権利や痛みには敏感だけれども、自分の権利や痛みには鈍感なのです。

自分が感じる不満については「未熟な証拠」として押し殺し、他人が感じる不満については、ほとんど「絶対にあってはならないこと」というレベルで対処します。少しでもネガティブな要素のある雰囲気に敏感だということと、相手の反応をすべて自分のせいだととらえてしまうことがその要因だと思います。

よく見られる具体例は、自分がかなり困った状況に置かれているのに、「心配させてしまうから」と、家族にすら相談しようとしない、というケースです。また、明らかに不利な状況に置かれていて、「いくらなんでも状況を改善したほうがよいのでは」と言っても、「でももっと苦労している人はたくさんいますし」と言ったりします。自分自身は大うつ病を発症して二重うつ病になっているというのに、「ほかの人も忙しいから」と、職場に診断書を提出することすらできない、という人も少なくありません。実際にはほかの人は忙しくても病気にならない程度ですんでいるというのにです。また、虐待をされているようなときでも、「でも相手もいろいろと余裕のないときだから」と相手を正当化したり、「相手は私以外に頼れる人がいないから」と同情したりすることもあります。自分自身にこそ余裕など全くないし、頼れる人もいない、ということはすっかり忘れ去られてしまうのです。

こういうときに気分変調性障害の人が考える「他人の権利や痛み」は、現実と乖離していることが多々あります。「心配させてしまうから」というのは、その一点だけを見ればそうかもしれませんが、家族はもっと本質的に力になりたいと思っているでしょうし、何の情報ももらえないために何の力にもなれない、という状況こそが、結果的には家族を苦しめることになるはずです。実際に気分変調性障害の治療において、ご家族が「全然気づきませんでした」「もっと早く気づいていれば、こんなに長いこと一人で苦しませずにすんだのに」と悔やんだり自分を責めたりする姿をたくさん見てきました。家族には、愛する人が置かれている苦しい状況を知って力になる権利もあるのだ、という視点が気分変調性障害になると抜け落ちてしまうのです。

「でももっと苦労している人はたくさんいますし」と言う場合でも、実際には、総合的に評価すれば「もっと苦労している人」はそんなにたくさんはいないのです。ある面だけを見れば仕事量が多かったり苦しそうだったりしても、ほかに満たされる部分や発散できる部分があって、全体的なストレス度はそれほど高くない、という人も多いものですが、気分変調性障害の人は全体像を見るのが苦手ですから、ある部分だけを見て「あんなに苦労している」と思いこんでしまうのです。その根底には、やはり、自分が欠陥人間だという思いこみがあります。自分が苦しいと思ってもその感じ方を「甘えているだけなのだろう」とすぐに「自分をいじめるような形で」解釈してしまうのです。

また、「でも相手もいろいろと余裕のないときだから」と虐待する相手を正当化するときにも、相手のある一面しか見ていないこともありますし、余裕がないのは事実であるとしても、だから現状をそのまま受け入れてよいのかというと、それは別の話です。相手の行為を問題にしたり相手との関係を絶ったりすることを、「余裕がないときにそんなことをしたらかわいそう」「ほかに頼れる人がいないのにかわいそう」と思う人が多いのですが、実際にはそのような姿勢が相手の不健康な現状を持続させることになってしまい、相手のためにもならない、という側面もあるのです。そのような全体を見ようとせず、単に「問題にしたらかわいそう」という一面だけを見ているのも、気分変調性障害のときの一つの「現実との乖離」だと言えます。

いずれのケースも、気分変調性障害に特徴的な見方を通して見える部分だけを見て「現実」だと思っている、ということです。そのような見方をすると、自分にとって不利な結果を招くだけではなく、相手の利益に反することにもなりかねません。

また、現実と乖離しているという点では、相手の言動をすべて自分に関連づけて考えるという特徴を挙げることができます。「相手が〇〇なのは自分のことを××だと思っているからだろう」というような考え方です。しかし、そもそも、人間は不完全な存在です。それぞれの事情を抱えており、できないこともたくさんありますし、自信のないところもたくさんあります。その人が何かをできないことは、その人自身の問題かもしれないのです。それを認めてあげないと、相手の実際との間にずれができてしまい、対人関係のストレスにつながってしまいます。

――症例

会社員のミツバさんは、たまたま近所に住んでいることがわかった同僚から「今度遊びに来てね」と言われて以来、ずっと相手を気にしていますが、いつまでたっても家に誘われません。そしてミツバさんは「やっぱり私となんかつきあいたくないんだ」と落ちこみを強めています。相手はあのときミツバさんに「遊びに来てね」と言ってしまったことを後悔したにちがいない、こんな自分を家に招きたいと思う人などいるわけがない、と、その考えはどんどん進んでいきます。

✤　✤　✤

実際に、社交の場で「今度遊びに来てね」と言った人の何割がそれを実現させているかということを考えてみれば、ミツバさんのケースはむしろふつうだということがわかります。つまり、「社交の場ではよくあること」の一つなのです。

また、この状況でミツバさんが相手に何を期待しているかということを見てみると、「一度でも『今度遊びに来てね』と言ったら、それを絶対に実現しなければならない」ということです。実際の社会生活ではそんなことは不可能です。人を誘ったことを全て記憶していることもまず不可能でしょう。また、人を招くとなれば、散らかった家を片づけるところから始めなければなりませんし、もしかしたらその同僚も対人関係が苦手な人で、人を招くなんて考えられないというタイプなのかもしれません。このように、相手にもいろいろな事情や限界があって、「一度でも『今度遊びに来てね』と言ったら、それを絶対に実現しなければならない」という期待に応えることなどできない、ということを考えてみれば、いつまでたっても誘われないからといって、それはミツバさんがどういう人間かということとはあまり関係がないのかもしれないということがわかります。

このように、いろいろなことを全て自分に関連づけて考えてしまう、というところも気分変調性障害の特徴の一つです。何でも自分に関連づけてしまう、というと、自己中心的な感じがしますが、気分変調性障害の人の場合、あくまでも「自分をいじめるような形」の、つまり、自虐的な自己中心なのです。

典型的なコミュニケーション・パターン

以上に見てきたような対人関係パターンを持っている気分変調性障害の人は、コミュニケーションにも独特の特徴があります。まず、大きな特徴として、「自己主張」と「怒りの適切な表現」の苦手さがあります。気分変調性障害の人は、全般に、「波風を立てる」ことがとても嫌いです。これは、ネガティブな雰囲気が極端に苦手だということもありますし、自分から何かを言うことが「わがまま」だと感じることも大きな理由です。「波風を立てない」ように、また、自分の「欠陥」が露見しないように、その場で言うことが望ましそうなことだけを言います。つまり、「感じのよいこと」「あたり障《さわ》りのないこと」だけしか言えないのです。そこには自己主張はもちろん含まれていません。本当は不満があっても、「大丈夫です」と感じよく答えてしまったりすることが多いのです。ですから、結果としては、望まない、不利な状況を耐えなければならなくなります。

コミュニケーションが抑制的であると同時に、ものごとがうまく進まないのは自分から発信している情報が足りないからだ、という自覚がほとんどないのも特徴です。たとえば、先ほどのミツバさんは、本当に同僚宅に招かれたければ一言「まだ誘ってくれないの？」と聞いてもよかったのです。そうすれば、ミツバさんが相手の家に本当に行ってみたい（相手と親しくしたい）と思っていることが伝わり、相手も真剣に計画を立て始めるかもしれません。そもそも相手は、ミツバさんが本当に乗り気かどうかもわからないのに誘うことに躊躇しているのかもしれません。ところが、ミツバさんは自分からは何も言ってみようとしないのです。もちろん、確認することで相手を困らせたり、よりはっきりと拒絶されたりすることを怖れてのことなのですが、ミツバさんは、相手が誘ってくれないのは、自分の意思表示が足りないからだという発想をほとんど持っていないのです。

実際の人間関係においては、まず社交的に「今度遊びに来てね」と言ってみて、相手が本当に遊びに来たいと思っているようならちゃんと考える、というふうにいくつかのステップを踏むのはよくあることです。これは、コミュニケーションを通して双方が結果に責任を負う、ということです。ところが、相手が察してくれるのを待つ、というスタイルだと、自分自身は結果に責任を負えないということになります。これは自分が結果に対して無力になってしまうことを意味し、気分変調性障害の人の無力感を結果として強めてしまいます。ミツバさんも、永遠に来ない誘いを待ちながら、「やっぱり自分はつき合いたいと思われない人間なんだ」という思いを、相手の目の届かないところで強めていくだけなのです。

ここに「実際の人間関係においては」と書いたことは、気分変調性障害の人たちが知らない人間模様です。気分変調性障害の人たちの頭の中にある「人間とはこういうものだろう」というイメージとは異なる、現実の人間の姿です。実際の人間模様を知らないということは、もちろん本人の責任ではありません。実際の人間模様を学ぶためには、心を開いて人間関係に参加する必要がありま す。しかし、気分変調性障害の症状とともに生きてこなければならなかった人たちは、そのような本質的な対人学習をする機会を奪われてきたということです。

治療において実質的に行っていくのは、今まで恵まれてこなかった対人学習ということになります。これが気分変調性障害に対する対人関係療法の本質です。第2部で詳述していきます。

第2部

気分変調性障害に対する対人関係療法

第4章　対人関係療法とは

四つの問題領域

対人関係療法は、米国の精神科医クラーマンらによって一九六〇年代末から開発された期間限定の精神療法で、現在では、エビデンス・ベイスト*な精神療法としては認知行動療法とともに双璧として位置づけられています。もともとは大うつ病に対する治療法として開発され、その後、摂食障害（過食症など）や不安障害（社交不安障害やＰＴＳＤなど）、双極性障害（躁うつ病）に対して修正され、科学的な研究の中で効果が示されてきました。

多くの精神療法が何らかの治療仮説にもとづいて作られているのとは異なり、対人関係療法は、「大うつ病になる前の人には何が起こっているか」「大うつ病になった後に何が起こるか」「治療のどんな部分が効くのか」というような観察から作られた治療法です。そして、大うつ病になる前の人には、（1）大切な人を亡くしたあとの悲しみのプロセスがうまく進んでいない、（2）身近な対

＊科学的根拠にもとづく

人関係がうまくいっておらず絶望的な状況になっている、（3）社会や身近な人間関係における立ち位置が変化するようなできごとが起こった、ということが多く見られること、また、（4）親しい対人関係がないと大うつ病になりやすい、ということから、治療で焦点をあてる四つの問題領域「悲哀」「役割をめぐる不一致」「役割の変化」「対人関係の欠如」が作られました。

対人関係療法では、病気の原因については何も言っていません。病気は、遺伝、早期の人生体験、パーソナリティ、現在の社会的状況、個人的なストレスなどさまざまなことが関わり合った結果として起こってくるものであるという常識的な「多元モデル」をとっています。しかし、病気が発症するポイントを見ると、そこには何らかの対人関係的な「きっかけ」があるものです。それは、いじめや離婚のように明らかに対人関係テーマのものもあれば、何らかの変化の結果として社会や身近な人間関係における自分の立ち位置が変わるという意味での「対人関係」もあります。

たとえば、受験に失敗するなどというのは、単なる「試験」の問題に見えるかもしれませんが、受験に失敗することで、その人の身近な対人関係に何が起こるか、社会的な位置づけがどうなるか、ということを考えてみれば、立派な「対人関係的なきっかけ」であるということがわかります。また、過労のような問題であっても、

《4つの問題領域》

悲哀（重要な人の死を十分に悲しめていない）
役割をめぐる不一致（重要な人との不一致）
役割の変化（生活上の変化にうまく適応できていない）
対人関係の欠如（上の3つの問題領域のいずれにもあてはまらない＝親しい関係がない）

なぜその人だけが過労になってしまったのか、その人は自らの仕事の多さを周りの人たちとの間でどのように扱ってきたのか、というところを見てみると、やはり「対人関係的なきっかけ」としての側面が見えるでしょう。

このように、病気はその「原因」が何であれ、発症は対人関係的なきっかけの中で起こってきます。そして、ひとたび発症した後の症状の経過も、現在進行中の対人関係から直接の影響を受けます。一般に、身近な対人関係のストレスが高まれば症状も悪くなりますし、身近な対人関係の中で満たされて感じると、症状も改善します。また、症状が悪くなると、周囲の不満や心配は募り、対人関係もぎくしゃくしてきますし、症状がよくなると、周囲の人たちもほっとして、関係性が安定するものです。周囲の反応は病気についての理解と関連するところが大きく、病気を理解していないときには、「なぜこんなふうにふるまうのだろう？」という疑問が、本人に不満としてぶつけられます。そうやって周囲からネガティブな反応を受けることが、本人の症状をさらに悪化させます。このように、現在進行中の対人関係と症状とは、両方向の関係があり、密接に関わっているものです。

大うつ病に対する対人関係療法では、病気のきっかけとなったテーマを四つの問題領域の中から選び、そこでの問題に対処できるようになることによって、症状にもよい影響を及ぼすことを目指していきます。一見間接的に見えますが、その効果は著しいもので、大うつ病に対しては薬物療法に匹敵する効果があり、重度の大うつ病に対しては認知行動療法よりも効果的であることが示されています。

大うつ病に対する対人関係療法は、本シリーズ既刊『対人関係療法でなおす　うつ病』をご参照ください。

医学モデル

対人関係療法のもう一つの特徴が、「医学モデル」です。「医学モデル」とは、その状態を「治療可能な病気」として見る、ということです（病気とは何かということは、52ページで述べました）。うつ病の人は「怠けている」「気合いが足りない」「ものの考え方が後ろ向き」などと見られることが多いのですが、そうではなく、単に「うつ病」という名前の医学的な病気にかかっているだけである、というふうに見ます。

これは正しい見解であると同時に、とても役に立つものの見方です。なぜかというと、「病気の人」と考えると、その人がすべきことが自ずと明確になるからです。それは、「効果的な治療を受けて病気を治すこと」ということになります。ところが「怠けている人」と見てしまうと、本人も周囲も「怠けないこと」を期待してしまいます。実際には本人は怠けているわけではなく、病気の症状のために「できない」のですから、本人はできないことで自分を責めて、ますますストレスをためこみます。特にうつ病のときには罪悪感という症状がありますので、「自分は怠けている」と考えやすいのです。また、周囲も、本人に「怠けないこと」を期待してしまうと、それがいつまでも実現しないことにいらだってきます。

これは、たとえばインフルエンザで高熱を出している人に「今すぐに、自分の意志で熱を下げるべきだ」と期待しているようなおかしな話で、それができないことをもって「やる気がない。怠けている」といらだっているのと同じことになります。**病気であることを明確にして周囲と共有しないと、非難と罪悪感の悪循環に入っていってしまいます。**病気の人に期待すべき役割を、専門的には「病者の役割」と呼んでいます。その中心は、「自分が病気だということを認める」ということと「治療を受けるなど、治るために必要な患者としての義務を引き受ける」ということです。

対人関係療法の適用――「治療による役割の変化」という考え方

以上が、主に大うつ病に対人関係療法を行う場合の考え方ですが、その大部分が気分変調性障害にも適用され、一部は修正されます。

「医学モデル」については、そのまま気分変調性障害にも用いられます。第2章で述べたように、気分変調性障害を「治療可能な病気」として見ることは、治療の命であるとも言えます。

治療の焦点となる問題領域の選び方は、大うつ病とは異なります。気分変調性障害の場合、発症の時期は大うつ病のように特定することができないのがふつうです。「気づいたらなっていた」という人が多く（主観的には、「物心ついたころからそうだった」と思っている人も少なくありません）、大うつ病のように、発症の時期を特定して、その前に起こった「きっかけ」を探す、という手法はあてはめられないのです。

最近の状況を振り返れば、問題領域のいずれかに該当するものが見つかることはあります。しかし、たとえば現在の夫婦関係において「役割をめぐる不一致」で悩んでいるとしても、それが中学時代に始まり長年にわたって続いてきた気分変調性障害のすべてを説明するわけでもありません。その人は結婚するはるか前から気分変調性障害に苦しんできているのであって、夫婦間の不一致は、症状を悪化させているとしても、病気のきっかけになったわけではないからです。

このような背景を解決するために、米国の精神科医マーコウィッツは、「治療による役割の変化」〔文献12〕という領域を考えました。これは、治療を受けることによって、それまで当然のものとして受け入れてきた病気の役割から健康な人の役割に変わるという意味ですが、その本質は、それまで自分の一部だと思ってきた特徴が、実は気分変調性障害という治療可能な病気の症状であったということを認識していくというプロセスです。自分は「だめな人間」であり、いろいろなことがうまくいかないのは自分の責任であり、今後も希望はないと思っていたところから、自分は単に病気にかかっているだけであり、その病気は治療によってよくなるということを知るのは、まさに人生をひっくり返すような「役割の変化」になります。

気分変調性障害に対する対人関係療法では、そのような「治療による役割の変化」を中心に置きながら、「悲哀」「役割をめぐる不一致」「役割の変化」のいずれかにあてはまるものがあれば、それに焦点をあてて治療を進めていきます。

なお、四つ目の問題領域である「対人関係の欠如」は、治療の進め方が難しいので、今ではほとんど選ばれることのないものとなっています。気分変調性障害の場合、一見すると「対人関係の欠如」に見える人はたくさんいます。長年気分変調性障害を患っていれば、誰でも「対人関係の欠如」に見える状態になるからです。73ページでご紹介したような対人関係のパターンを持っていれば、親しい人はできなくて当然です。このような「対人関係の欠如」は病気の「きっかけ」ではなくむしろ「結果」であり、きちんと区別する必要があります。

本書の全体が「治療による役割の変化」を引き起こすための内容になっていますが、次章からは「悲哀」「役割をめぐる不一致」「役割の変化」のそれぞれについて述べていきたいと思います。

第5章 人間の弱さを認める
——問題領域①「悲哀」

悲哀のプロセス

私たちは身近な人を亡くすと、「悲哀のプロセス」を踏みます。これは、「悲嘆」「喪の仕事」なども呼ばれるものですが、人を亡くした悲しみを癒すための一定のプロセスです。まず、その人が亡くなったことを知ると、「信じられない」という気持ちになります。死そのものを認めたくないという、「否認」の時期が最初に訪れます。やがて亡くなったという事実に直面すると、深い悲しみや複雑な気持ちがわき起こってくる「絶望」の時期に入ります。「あの人を失った自分は生きていけない」「自分の人生にはもう何の価値もない」という絶望です。この時期には、悲しみ以外にもいろいろな気持ちが起こってきます。罪悪感、後悔、怒り、不安、「もう悪いことはしませんからあの人を返してください」と神様と取引するような気持ちなど、本当にさまざまな気持ちが起こるものです。

この「絶望」の時期を抜けると、「脱愛着」と呼ばれる時期になります。悲しみはまだ続くけれども、「あの人を失った自分は生きていけない」というほどには亡くなった人にしがみつかなくなり、現在の生活や現在の人間関係に心を開けるようになる時期です。

この「悲哀のプロセス」には数カ月を要します。この時期は、傷ついた心を癒すのに必要な時期です。実生活の活動性が落ち、自分の感情を中心に数か月間暮らすことによって、心の傷が癒え、再び実生活で活動できるようになるのです。

ところが、人によっては「悲哀のプロセス」を通り抜けることができないことがあります。たとえばショックが強すぎて、いつまでも「否認」のままにいる場合があります。お葬式にも行かず、亡くなった人が生きていたときと同じように暮らしている、というのも一つの「否認」の形です。この場合、いくら否認しても、生々しい傷は癒されることなく常に抱えていることになりますので、うつ病などの病気につながっていきます。

あるいは、「絶望」の時期において、複雑な感情が怖くなってブレーキがかかってしまうこともあります。特に罪悪感や不安などが強いと、「これ以上この気持ちを感じたら、自分がもたない」と思ってしまうのです。

《悲哀のプロセスとは》

否認　死を認められない

↓

絶望　立ち直れないと感じる

↓

脱愛着　現実の日常生活へと心を開く

- 罪悪感や不安が強すぎて感情的プロセスに耐えられない
- 身近な人と気持ちを共有できない
- 育児や経済的負担のために余裕がない

↓

悲哀のプロセスを妨げられると、うつ病につながることもあるそのようなときに必要なのは、支えてくれる他人です。ただ聴いてもらうだけでも、だいぶ安心できます。また、「あの人が死んだのは私のせいだ」というような罪悪感にさいなまれたときに、聴いてくれる他人がいて、「十分によくやったよ」「あのときはほかにどうしようもなかったでしょう」「自分も同じようにしたと思う」……というようなことを言ってくれれば、罪悪感に押しつぶされずにすみます。このように、「悲哀のプロセス」を通り抜けるためには人の支えも必要なのです。ところが、親しい人がいない、身近な人が話を聴いてくれない、身近な人に話をできない、というような場合には、「絶望」が途中で止まってしまい、「脱愛着」まで至ることができないということにもなります。この場合も生々しい傷は残されたままで、うつ病などにつながっていきます。

精神的な問題だけでなく、物理的に「悲哀のプロセス」に浸《ひた》っていられない、ということもあります。育児や経済的な負担のために、文字通り「悲しんでいる暇がない」という状態になると、「悲哀のプロセス」がお預けになってしまい、後で何かのきっかけに、うつ病などの形でぶり返してくる、ということもあります。

大うつ病の場合は、「悲哀のプロセス」をうまく進めなかったことが直接のきっかけになって発症することも珍しくありません。そのようなケースでは、治療という安心できる環境で自分の気持ちを感じて表現しながら「悲哀のプロセス」を進み、「脱愛着」に至って再び現在に生きられるようにしていきます。

気分変調性障害の場合は、大うつ病とは異なり、「悲哀」がきっかけで発症するということはあまりありません。しかし、「悲哀」によって、本人の苦しみが強まっていることはあります。そのようなケースでは、「悲哀」に焦点をあてた治療を行います。

――症　例

現在二四歳のコゴミさんは、高校三年生のときに父親を癌で亡くしました。あと数カ月はもっだろうと主治医から言われていたこともあり、コゴミさんは大学受験のための予備校を優先させていました。教育熱心な父親もそれを望んでいたということもありました。その日も予備校にいたところ、容態が急変したという連絡があり、慌てて駆けつけましたが、父親は意識が戻ることなく亡くなってしまいました。

コゴミさんは、葬儀を終わらせるや否や、猛勉強を始めました。父親が亡くなったことなど忘れたかのように、受験勉強にいそしんだのです。そして、希望した大学に合格しました。しかし、入学後に大うつ病を発症し、結局大学は中退せざるをえなくなりました。それからも、アルバイトをしては続かず、具合が悪くなる、ということを繰り返しています。

✤　✤　✤

コゴミさんは、一見したところ父親の死をきっかけに発症した大うつ病の症例のようですが、よくよく話を聴いてみると、中学生の頃から気分変調性障害にかかっていたらしいということがわかってきました。中学時代から成績はよかったのですが、中二頃から、少しでも成績が落ちたら学校に行かれない、というような切迫した気持ちが強くなり、泣きながら勉強をしていたそうなのです。もちろん周囲はそれを病気とは思わず、「負けず嫌いな子だねえ」などとのんびり構えていたそうです。

父親が亡くなったとき、コゴミさんは、信じられないという思いと共に、ろくに見舞うこともできなかった自分を強く責めました。葬儀で、親戚の女性から「コゴミちゃんも大切な時期なんだから、くよくよしないで受験に合格することがお父さんへの供養ね」と言われたときに、そうすることだけが自分の罪の償いになるような気がしたのです。それが直後から猛勉強をした理由でした。

今までのコゴミさんの治療者の中には、コゴミさんの父親の死に注目する人もいました。しかし、それが病気のきっかけになっているのではないかという問題提起に対しては、コゴミさんは、「親を亡くしてアルバイトをしながら大学を続けている人もいる。自分は経済的に恵まれているだけましなはず」と、聞く耳を持ちませんでした。そして、父親の死が治療の中心的な話題になると、次からはその治療をやめてしまう、ということを繰り返していました。

コゴミさんがここまで頑なに父親の死と自分の病気との関連を否定しようとしたのは、もちろん父親の死に向き合うことで自分の罪悪感に押しつぶされてしまうのではないかという恐怖もあったのですが、同時に、気分変調性障害特有の感じ方である、「このくらいの悲しみを乗り越えられないのは、自分が弱い人間だからだ」という気持ちにもよるものでした。どういうことかと言うと、「親が亡くなってもアルバイトをして大学を続ける」という「完璧な姿」が、コゴミさんにとっての「ふつうの人」であり、親が亡くなったくらいで病気になったり大学を中退したりするのは、自分の「弱さ」を世に知らしめることになってしまう、と思ったのです。

症例

コゴミさんの治療の中では、若くして親が亡くなる、それも予期していたよりも早く亡くなる、というのは、人間にとって本当に大きな体験であり、深い傷を残すことであり、通常の生活に戻るためにはそれなりの儀式が必要なのだということを理解してもらいました。そして、それを「弱い」と感じるのは、コゴミさんが気分変調性障害という病気にかかっているからであり、自虐的なものの見方をするという症状があるからだと説明しました。高三で父親を亡くしたのに現役で大学に合格したということ自体が、ふつうではなかなか考えられないことなのだ、ということも説明しました。親が亡くなった後に当然自分に与えるべき癒しの時間を与えなかったから大うつ病になったのであり、コゴミさんが「弱い」から病気になったわけではない、ということも説明しました。

コゴミさんはびっくりして聴いていましたが、それでも「親が亡くなってもアルバイトをして大学を続けている人もいる」と言いました。その人がどのような「悲哀のプロセス」を踏んだかはその人にしかわからないけれども、健康なのであれば、何らかの形できちんと悲しんだはずだということを伝えると、「そういうものなんですか」とさらに驚いていました。

こうして、「悲哀のプロセス」が必要らしいということを少しずつ理解する中で、コゴミさんは、当時の自分を振り返っていきました。中学時代から追いつめられるようにして勉強していたコゴミさんにとって、大学受験は本当に怖ろしい試練だったこと。父親が入院して、見舞いに行かなければという気持ちを強く持ちながらも、勉強が気になってどうしても予備校を休めなかったこと。父親にそれを詫びると、「いい大学に入ってくれた方がお父さんも嬉しいよ」と言ってくれたこと。病人にそんな気を遣《つか》わせてしまう自分が本当に罪深いと思ったこと。死期が近づいたら、それでももっと見舞いに行こうと思っていたこと。でも、あまりにも突然そのときがやってきたため、とにかくショックだったこと。自分のせいで父が亡くなったのではないかとすら思ったこと。人前で悲しむのは弱い人間だと思ったので、葬儀でもしっかりしていたこと。親戚から「くよくよしないで受験に合格して」と言われたときには、やっぱりそれが要求されることなのだ、と確信したこと。それからは、勉強に没頭することで、余計な感情を感じないですませようとしたこと――これらの全てを、生まれて初めて、泣きながら、話すことができたのです。

その過程では、「すべてが人間としてあたりまえの感情」だということ、そして「気分変調性障害という、診断されていない病気を持ちながら受験勉強をするだけでも大変なことなのに、父親の病気、突然の死に対処するのは、想像を絶する大変なことだったはず」ということを繰り返し確認していきました。どれほど大変なことだったかを自分で認められなかったために大うつ病に至ったこと、しかし、認められなかったのはコゴミさんの非ではなく、気分変調性障害の症状によるものだったことも確認しました。

✤　✤　✤

こうして、コゴミさんは「悲哀のプロセス」を進めると共に、気分変調性障害が自分にどういう影響を与えているかも学んでいったのです。そして、気分変調性障害による「このくらいの悲しみを乗り越えられないのは、自分が弱い人間だからだ」という考えから解放されたところで悲しみに向き合っていくことによって、自分が癒される感覚を経験していきました。

それからもコゴミさんは、気分変調性障害の感じ方に惑わされることが続きましたが、何度も何度も「それは、気分変調性障害に典型的な感じ方ですね」と確認していくにつれ、自分でもだんだんと早く気づくようになっていきました。

第6章 「役割期待」と「コミュニケーション」に注目する
——問題領域②「役割をめぐる不一致」

「役割期待」という考え方

対人関係療法では、あらゆる対人ストレスを「役割期待のずれ」として見ます。私たちはあらゆる人に対して何らかの役割を期待しており、その期待が満たされないときにストレスを感じるからです。たとえば、駅ですれちがう「よく知らない人」にすら、私たちは「よく知らない人」という役割を期待しています。ですから、その人がずかずかと近寄ってきてなれなれしく話しかけてきたら不愉快に思うのです。「よく知らない人」が、「よく知らない人」としてふるまってくれれば、私たちの心には波風が立ちません。私たちが人に対してストレスを感じるときは、大きく分ければ、「やってほしいことをやってくれない」というケースと「やってほしくないことをやられてしまう」というケースがありますが、いずれも役割期待のずれとして解釈することができます。

一方、他人から自分への期待というものもあります。これも、相手が自分に期待することが自分もやりたいことであれば、ストレスは感じません。でも、相手が自分に期待することが、自分はやりたくないことであったり自分にはできないことであったりすると、ストレスにつながります。

このように見てくると、あらゆる対人ストレスを「役割期待のずれ」として見ることができると理解していただけると思います。

役割期待がずれるときには、期待している役割そのものが相手に合っているかということも重要ですが、同時にそれがちゃんと伝わっているのか、というコミュニケーションも重要です。どれほど適切な期待をしていても、それが伝わっていなければ、相手はやってくれないかもしれません。あるいは、相手から期待されていると思いこんでいる役割が、実はちがっているかもしれないのです。

コミュニケーションにはほかにも大きな役割があります。それは、ずれを修正するという役割です。現在の役割期待が相手には難しい内容であれば、どういう形に変えれば実現可能になるのかという話し合いをしていくのもコミュニケーションです。役割期待のずれを考えていくうえで、コミュニケーションは大きな役割を果たします。

気分変調性障害の人の役割期待

自分は「できそこない」だと思っている気分変調性障害の人は、相手に期待することも、自分自身が期待されていると思っていることも、現実に比べると「自分をいじめるような形」に歪んでいることが多いものです。自分が人間として当然の扱いを受ける価値があるということをわかっていないのです。

これは、役割期待のずれにそのままつながっていきます。

――症　例

ツクシさんは、自分はいつも人の中で浮いてしまうと悩んでいました。最近始めたアルバイトでも、ほかの人たちは親しそうに話しているのですが、ツクシさんだけはとけこめないのです。別にいじめられているわけではなく、感じよくあいさつしてくれたりはするので、どう見てもツクシさん側の問題のようでした。ツクシさんは、自分はやはり人間としてどこか欠けているのだ、と思っていました。

ツクシさんと周りとのやりとりについてよく聞いていくと、ツクシさんから周りへの働きかけは、堅苦しいあいさつをするだけだということがわかりました。それ以外の状況では、話しかけることはおろか、微笑みかけることすらほとんどしていないのです。また、ほかの人たちが話しているときにも、ツクシさんは決して近寄らず、興味がありそうな顔もしていないことがわかりました。

ツクシさんがそのような態度でいるのは、もちろん自分に自信がないからです。積極的に人に話しかけたり笑いかけたり、人がおもしろそうな話をしているところに図々しく入っていったりしたら、「何様のつもり」と思われるかもしれないし、楽しそうな雰囲気を壊してしまって迷惑をかけると思っているのです。

✤　✤　✤

でも、相手の立場に立ってみると、見え方はだいぶ変わります。ツクシさんの態度からは、自分と親しくしたいのかどうかもわかりません。人づきあいが嫌いな人なのかもしれないとすら思うでしょう。ツクシさんとのつきあい方の距離を測りかねてしまうと思います。

このような状況で、ツクシさんが相手にどんな役割を期待しているのか、ということを整理していくと、この状況の不自然さがますますよくわかります。ツクシさんは、「自分から話しかけなくても、自分が興味を示していなくても、自分が本当は人と話せなくて寂しいのだということに気づいてくれて、優しく話に入れてくれること」という役割を相手に期待していることになります。これは、一度でも相手に伝えておけば実現可能な役割ですが、一度も伝えたこともなく、最近始めたばかりのアルバイトで、お互いのことをよく知らない状況では、相手に超能力でもない限り、まず実現するはずのない役割期待です。

「自分は話しかけるのが苦手だけれども、いつでも人と話したいと思っている」ということを何らかの形で伝えておけば、ずれはぐっと改善されるでしょう。相手がすべきことは、「優しく話に入れてくれること」だけになるからです。これなら多くの人にとって実現可能なことでしょう。

あるいは、「自分が興味のありそうな顔で見ているときには話に入れてほしい」という期待をするのもよいでしょう。そのためには、ツクシさんは「興味のありそうな顔で見る」という形でコミュニケーションをすることになります（ただし、言葉を使わないコミュニケーションの場合は正確に気づいてもらえないことも多いので、確実だとは言えませんが）。これは、相手とのコミュニケーションに参加することで結果の一部に責任を負うということになり、自分が結果の一部をコントロールできるということになります。自分が話に参加したいときには、興味のありそうな顔をすれば、望んだ結果を得ることができるのです。そして現在の無力感からその分抜け出すことができるでしょう。

役割期待のずれはあらゆる人間関係で起こりうるものですが、気分変調性障害特有のとらえ方は、ずれをさらに広げてしまいます。ツクシさんが自分のことを「人間としてどこか欠けている」と思っていなければ、「親しくしたければ自分から話しかける」という当然のことができたと思います。「親しくしたければ自分から話しかける」というのは、「人間は、親しくする人を自分から選ぶ権利がある」ということや、「話しかけたときには、それなりに礼儀正しく扱ってもらう権利がある」ということなど、「人間として当然の権利意識」にもとづいていると同時に、「親しくしたがっているということがわからなければ、どう扱ってよいかわからない」という相手側の当然の限界を考慮したものでもあるのです。

「怒り」の感情を有効活用する

気分変調性障害の人は、自分の意見や希望を堂々と言うことなど「とんでもない」と思っているのが一般的です。自分の内面を明かせば、自分が「だめな人間」であることがわかってしまう、という心配もありますし、「何様のつもりだ」と拒絶されることへの怖れもあります。自分が何かを言うことで波風が立つことを怖れていますし、そもそも自分の意見や希望を言うことは「わがまま」なことだと思っています。

特に表現しにくいのが、ネガティブな感情です。中でも怒りは気分変調性障害の人にとってもっとも苦手な感情です。これは、「自分が怒っているということを認めにくい」という問題と、「怒りを表現することで起こることが怖い」という問題にもとづくものです。

まず、気分変調性障害の人は、自分が怒っているということを「人間として未熟」と感じがちで、怒りという感情そのものを、恥ずかしい、隠すべきものだと感じることが多いのです。成熟した人間だったら自分の感情をきちんとコントロールすることができて、怒りのような未熟な感情は感じないはずだ、という思いこみがあるからです。

実際には、「未熟な感情」などというものはなく、あらゆる感情には意味があります。そもそも感情

とは、私たちに備わった生体防御能力だと言えるのです。

同じく生体防御能力として私たちが持っているものに、身体感覚があります。たとえば、熱いものを触ったときに私たちは「熱い」と感じますが、その結果として手を引っこめ、身体を守ることができます。熱いものを触っても何も感じなければ、危険なことになってしまうでしょう。痛みなどの感覚も、それ自体は嫌なものですが、痛みを感じなくなってしまったら、身体を傷つけるようなことに気づくこともできません。

そのように、「その状況の物理的な意味」を教えてくれるのが身体感覚なのですが、感情にも同様の役割があります。それは、「その状況の精神的な意味」を教えてくれる、というものです。

たとえば、安全が確保されていないときには不安を感じます。不安を感じると私たちは立ち止まって注意深くしますし、できるだけ安全を確保しようとします。また、何かを失ったときには悲しみを感じます。悲しみを感じると、自分の内面中心の姿勢になり、結果として自分をいたわることになります（前章で述べた「悲哀のプロセス」がこれにあたります）。感情によって、自分に何が起こっているのかに気づくことができるので、私たちは自分を守ることができるのです。ですから、身体の感覚と同じく、感情も立派な自己防御能力です。

怒りも例外ではありません。怒りは、その状況が自分にとって不利なものだということに気づかせてくれます。怒りを感じることによって、その状況に何かしら問題があるということに気づき、対処していくことができるのです。怒りを「未熟」と感じて否認してしまうと、自分にとって不利な状況を放置することになってしまい、本来の感情の役割を果たせなくなってしまいます。これは、身体が痛みを感じているのに、それを否認して放置した結果、取り返しのつかない病気が進行して命取りになる、という状況に似ています。痛みや怒りを感じるにはそれなりの問題があるのであり、痛みや怒りそのものを否認したからと言って問題も消えてなくなるわけではないのです。

　気分変調性障害に対する対人関係療法において、怒りという感情は、役割期待のずれがあることを示してくれる貴重なサインです。怒りを感じたら、そこにどのような役割期待のずれがあるのかを考えていけばよいのです。自分は相手にどういうことを期待していて、実際に相手がやったことは何なのか。相手は自分にどういうことを期待しているのか。自分がやりたいことは別のことなのではないか。どういう伝え方をすれば、自分の期待をもっとも受け入れてもらいやすくなるのか。そんなことを一つひとつ整理していくことが、対人関係のストレスを減らし、「自分は対人関係に対処できる」という感覚を育て、ひいては気分変調性障害からの回復につながっていきます。気分変調性障害の人がもっとも苦手とする「怒り」の中にこそ、回復への鍵があるのです。

　なお、怒りもそうですが、**感情とのつきあい方において重要な姿勢は、「どんな感情も、感じた以上は正しい」ということです。**感情が、その状況の精神的な意味を教えてくれるものである以上、不適切な感情などないのです。たしかに気分変調性障害のときには、感情は全体にネガティブに偏ります。うつ病のときには、そもそも感情が抑うつ的になるということに加えて、本書でも見てきているように、あらゆることを自分にとってネガティブにとらえるわけですから、そこで感じる感情はネガティブなものになりがちです。客観的に見た状況に比べれば、たしかにネガティブに偏っているでしょう。しかし、だから不適切だということではありません。気分変調性障害という病気にかかっているということを考慮に入れれば、極めて適切な感じ方なのです。その感じ方が、本人にとってはまちがいなく現実なのです。そして、本人がそう感じているというところに立たない限り、改善は望めません。本人は自らの体験の中で病気になりそれを持続させてきているわけですから、回復も、自らの体験の中でしかありえないのです。

「どんな感情も、感じた以上は正しい」ということは常に真実ですが、気分変調性障害のときには特に肝に銘じておく必要があります。気分変調性障害という病気の性質上、自分の感じ方が正しいなどという自信を持つことはまずできないのですが、そのことが不健康な対人関係パターンにつながってしまうからです。

――症 例

気分変調性障害を持つ女性会社員フキさんは、会社の同僚が雑用をフキさんばかりに押しつけてくることを不満に思っていました。同世代の同僚にすぎない彼女は、上司でもないくせに、コピー取りや食器洗いをフキさんに命じてくるのです。彼女は万事に「上から目線」で、フキさんのことを馬鹿にしたような言動もよくとっていました。フキさんは、自分の不満を感じてはいましたが、決して彼女に逆らわず、事態は変わらずに続いていました。面接の中で、このパターンを何とか変えられないだろうか、という話し合いをしました。

私：上司でもないのにコピー取りを命じるなんて、おかしいですよね。

フキ：……そうなんですけど……彼女はそういう人なので。

私：彼女はほかの人に対してもそんななんですか？

フキ：……いいえ、相手を見るんだと思います。上司にはおべっかを使うし。

私：では、なぜフキさんに対してはそんな態度をとるのだと思いますか？

フキ：私は、何も言い返さないし、人望もないから、扱いやすいんだと思います。

私：なるほど。ちなみに、フキさんはなぜ言い返さないのだと思いますか？

フキ：波風を立てたくないんです……それに一つひとつは大騒ぎするほどのことでもありませんし。ちょっとコピーを取ったり食器を洗ったりすればよいだけのことですから。いちいち大騒ぎするのも大人げないかと。

私：ああ、なるほど、そう感じるんですね。上司でもない人から一方的にあごで使われたらふつうは問題にすると思いますが、慢性のうつ病をお持ちなので、そういうふうに自分に厳しいものの見方をされるのですね。これは今までにも話してきたことですよね。

フキ：……はい。でも、本当にそうなんでしょうか？　コピーをちょっと取ってあげるくらい、大人なら文句を言わないでやるべきことではないですか？

私：もちろん、対等な関係の中であれば、ちょっと頼まれたらやってあげてよいと思いますが、フキさんと彼女との関係はあまりにも一方的ですよね。たとえば彼女がほかの人にそういう態度をとり続けていたら、その被害者の人に対してフキさんは「大人なら文句を言わないでやるべき」と突き放すように言いますか？

フキ：……まさか。

私：そういう人に対して、どうすると思いますか？

フキ：……何とか状況を変えてあげたいと思いますが……私ははっきり言えないと思うので、誰かが指摘してくれたらいいなと思いながら、その人を手伝ったりすると思います。

私：そうですよね。それがふつうの感覚ですよね。何とか変えてあげたい状況ですよね。フキさんは、それだけ理不尽な目に遭っているのであって、大人なら文句を言わないでやるべきことなどではないはずです。でも、そう感じてしまうのは病気の影響なのだ、ということを見てきましたよね。

フキ：はい。

私：さて、病気によってそう感じさせられているとしても、そのままにしておいたらフキさんのストレスが積み重なって、病気はよくなりませんから、少しパターンを変えていきたいと思います。彼女はいつもどんなふうに命じてくるんですか？

フキ：ちょっとこれコピー取って、と、上司みたいな口調で。

私：そうするとフキさんはどう思いますか？

フキ：手が空いているときはまだましなのですが……本当に忙しいときとかは「えっ？　今？」と思います。
私：そうですよね。それで実際に、彼女には何と言っているのですか？
フキ：……「はい」と。
私：「はい」だけなんですね。
フキ：はい。
私：それで、そのときに忙しくてもやってあげるんですか？
フキ：はい。
私：それは大変ですよね。本当はやってあげる筋合いもない話ですから、ふつうに断ってもよいくらいですが、それは抵抗が強すぎるでしょうね？
フキ：……ちょっと無理だと思います。
私：では、どうでしょうか。本当に忙しいときには断る、というところから始めてみるのはどうですか？　コピーそのものを断るのではなく、今は忙しいということを伝えてみるあたりから。
フキ：……そうですね……それなら、まだ言えるかもしれません……自信はないですが。
私：どういうところが心配ですか？
フキ：……彼女が怒ってしまって、ひどいことを言われたり、ほかの人に悪口を言われたりするのではないかと……。

私：そういうことをしそうな人なんですか？
フキ：……わりと感情的な人なので、怒らせるとちょっと面倒かな、と。
私：そうですか。では、怒らせないような言い方を考えてみましょう。「ちょっとこれコピー取って」と言われたときに、忙しくて手が離せなかったら、どう言いましょうか？
フキ：……「ごめん、今どうしても手が離せないの」……？
私：いいですよね。「ごめん」と言っているから、相手への配慮も感じられますよね。どうですか、こう言われたら怒ると思いますか？
フキ：……わかりません。ふつうの人だったら怒らないと思いますが、彼女の場合は……。
私：そこは大切なポイントですよね。どんなに誠意を尽くしても、怒る人はいますよね。それはその人の問題ですよね。いろいろな事情があって、うまくふるまえないのでしょうから。
フキ：……はい。
私：でも、そのレベルだったら、少なくとも職場のほかの人たちはフキさんの味方になってくれるのではないでしょうか。自分の本来の仕事が忙しくて、他人からひょいと頼まれたコピーが取れないことを「ひどい」と思う人はいないと思いますよ。ちゃんと配慮のある言い方をしているわけですし。
フキ：……はい。
私：「ごめん、今どうしても手が離せないの」と言って、相手が「じゃあ、いつならできるの？」

と言ったらどうしましょうか？

フキ：そのときは、仕事のきりのよいところで、と言います。

私：そもそも断ってもよい話だとは思いますが、そのくらいはやってあげたいですか？

フキ：はい……できることなら。

私：そうですか。でも、同じコピーを取るのでも、相手が言ったときに自分が無理をしてでもやるのか、それとも自分にとってよいタイミングでやるのか、というのは大ちがいでしょうね。

フキ：はい。

私：一言「今どうしても手が離せない」と言うことによって、物事を自分のペースで進められれば、大きな進歩ですよね。やってみられそうですか？

フキ：……努力してみます。

✤　✤　✤

実際に、フキさんはかなりの勇気を出して「ごめん、今どうしても手が離せないの」と言ってみました。相手はちょっとびっくりしたようだったそうです。しかし、怖れたような事態は起こらず、相手は不愉快そうな顔をしたものの怒り出すこともなく、その後はフキさんに何でもかんでも命じるというパターンに明らかな変化が起こりました。それまで、この不健康な関係性を維持していた一因は明らかにフキさんが「ノー」と言わないことにあったことがわかります。

このやりとりの中では、フキさんの不満（怒り）の感情をもとに、関係性のパターンを変えようとしています。フキさんは、不満を感じるところまではいっていたのですが、それを肯定して事態を変化させるところまで進むことができていませんでした。それは、「コピーをちょっと取ってあげるくらい、大人なら文句を言わないでやるべきことではないですか？」という疑問に象徴されているように、「不満を感じるなんて大人げない」という思いこみによるものでした。

この思いこみをひっくり返すために、「ほかの人に同じことが起こったら」という視点で見てもらいました。その人にも同じように「不満を感じるなんて大人げない」と言うだろうか、と考えてみれば、この状況をより客観的に見ることができます。そんなふうに、自分の怒りを肯定する際には、「ほかの人に同じことが起こったら」という状況を考えてもらうとうまくいくことが多いです。

なお、フキさんとのやりとりの中では、フキさんの不満（怒り）の感情を大切にしながら、それを怒りとして相手にぶつける、という形でない表現にしています。これは大切なポイントです。「**怒りという感情を大切にする**」**ということと、**「**怒りを爆発させる**」**こととは似て非なることです**。怒りを感じるということは、その状況に役割期待のずれがあるということです。あとは、役割期待のずれをなくしていくために、できるだけ効果的な方法を考えてみればよいのです。フキさんの場合、何でもかんでも断りたいのではなく、できることはやってあげたいという優しい気持ちもあったため、それも同時に伝わるように、「今はできない」というところに焦点を絞り、「ごめん」という配慮の言葉もつけてみました。これが、フキさんからの役割期待の提案であり、結果として二人のずれを埋める効果があったのです。

「自分が相手に伝えていること」を知る

対人関係療法では、「コミュニケーション分析」という技法を用います。重要なコミュニケーションの詳細を、細かく再現していくのです。そして、そう言ったときに伝えたかったことは何か、相手はなぜそんなことを言ったと思うか、というようなところも振り返っていきます。

コミュニケーション分析をすると、気分変調性障害の人が重要なことをほとんど伝えていないということがよくわかります。１０２ページでご紹介したツクシさんも、「相手に何を伝えているか」ということを考えてみると、ほとんど何も伝えていません。「親しくしたい」という自分の期待を言葉で伝えるどころか、非言語的にも何も伝えていないのです。これでは、自分が望む結果を出すことは極めて難しいと言えるでしょう。

――症例

主婦のハコベさんは、しばしば二重うつ病を繰り返しています。娘の学校のＰＴＡの役員を毎年やらされるので、負担が重いのです。そして、ハコベさんのことをＰＴＡの「ベテラン」だと思っている人たちは、本来ハコベさんの仕事でないものまでハコベさんに頼ってやらせようとするのだそうです。ほかの役員はどうなのかと聞くと、ほとんどが、一年間だけやって交代するそうです。

なぜハコベさんだけが繰り返し役員を引き受けているのか、ということを聞いていくと、ハコベさんが明確に意思表示をしていないことが明らかになりました。

「今年こそは引き受けたくない」と思って向かった昨年の会合で、実際に行われたやりとりは次のようなものでした。

ほかの親：今年もハコベさん、お願いできますか？

ハコベ：あの、私は毎年本当にできが悪いので、今年はもっとおできになる方に代わっていただいたほうがよいと思います。

ほかの親：ハコベさんは毎年とてもきちんと仕事をしていただいていて、みんな頼りにしているんです。そんなことおっしゃらずに、今年もお願いします。

ハコベ：いえいえ、困ります。今年こそ大失敗して皆さんにご迷惑をおかけしてしまうと思います。

ほかの親：そんなことはないから大丈夫ですよ。では、ハコベさんにはお引き受けいただけそうなので、ほかの役員に移りますが…。

✤　✤　✤

このやりとりの中では、ハコベさんの「やりたくない」という意思が一切語られていません。自分のできがどうかという判断を周囲に投げかけるような形になってしまっており、結果としては「大丈夫ですよ」と、ハコベさんの望まない結論になってしまっています。たしかに一方的な人事ですが、ハコベさんが本当はやりたくないのだということを知らなければ、毎年やっているし、仕事も慣れているのだから、引き受けてもらいたい、と思うのも無理はないかもしれません。また、自分のできが悪いということが主題のハコベさんの言い分を聞くと、単に、「できがよいから大丈夫ですよ」と言ってもらいたいだけではないか、とも思えるかもしれません。そもそも、「私は毎年本当にできが悪いので、今年はもっとおできになる方に代わっていただいたほうがよいと思います」と言われて、「はい、わかりました」と言うのも角が立ちますし、「今年こそ大失敗して皆さんにご迷惑をおかけしてしまうと思います」と言われて「そうですね」とも言えないでしょう。相手の立場に立ってみれば、まあこうするしかなかったのかとも思えるやりとりです。

ハコベさんが「やりたくない」と明確に言えなかったのは、それがとても「わがまま」なことだと思われたからです。また、どんなことであれ「ノー」を言うことは、相手との間に波風を立てることになるということも怖れています。しかし、その姿勢を続ける限り、毎年役員を引き受け続けることになり、二重うつ病の再発も防げなくなってしまいます。

今年こそは役員を引き受けないようにしよう、と治療の中でハコベさんと話し合いました。そして、そのための作戦を立てました。ハコベさんが「やりたくない」ということをどのように伝えるか、ということを話し合っていきました。ハコベさんはどうしても「やりたくない」などというわがままは言えない、と言いました。なぜ言えないのか、ということを尋ねていくと、「自分が周りの迷惑に配慮できない人間だと思われてしまう」というのがその理由でした。実際には、何年も役員を引き受けていて、周りの迷惑に配慮できないも何もないのですが、ハコベさんのその感じ方は尊重することになり、それも表現することにしました。

最終的に、ハコベさんは「皆さんにご迷惑をかけないように本当は引き受けられたらよいと思いますが、何年も実力以上の仕事を続けてきたので少々疲れております。今年は勘弁していただけますか？」と言うことになりました。そして、その言い方を、治療の中で何回も練習し、「もしもこんなことを言われたら」というシミュレーションもしてみました。そして、どんなふうに翻意を求められても、「そう言っていただけるのは光栄なのですが、ごめんなさい、今年はどうしてもできません」と答え続けることになりました。

ハコベさんは当日、かなり緊張したそうですが、練習通りに言うことができました。すると誰も翻意を求める人などおらず、「それもそうだ」と受け入れられ、「よく何年もやっていただけましたね」と感謝すら表明されたそうです。今までほとんど不可能だと思っていたことがあまりにもすんなりと実現してしまったので、ハコベさんは拍子抜けする気持ちがすると同時に、自分にも何かの力があると感じられたそうです。それは、コミュニケーションによって事態をコントロールするという力であり、ハコベさんがそれまでに感じたこともない力でした。

安全でわかりやすい伝え方をする

気分変調性障害の人が重要なことを伝えられないのは、それが当然の権利だという感覚がないのも一つの理由ですが、「伝えたときに起こることが怖い」ということも大きな理由です。自己主張をしたり、自分の不快さを表現したときに、相手がどう反応するかということを考えると、伝えない方がまし、という結論になってしまうのです。

ここでは、その心配を解消するために、安全でわかりやすい伝え方について整理しておきたいと思います。

まず、人はどういうときにむっとするかということですが、それは、自分自身について何か決めつけるようなことを言われたときです。自分の事情は自分にしかわからないものなのですが、それについて何かを決めつけられると不愉快に思う、というのは当然の心理です。

ですから、相手を不愉快にさせずに何かを伝えたければ、相手について決めつけるような要素を排除すればよいのです。具体的に言えば、「自分の気持ちを伝える」ということに専念すればよい、ということになります。

たとえば、先ほどのハコベさんが成功したコミュニケーションも、自分の気持ちを伝えることに専念した形になっています。同じテーマでも、もしも「あなたたちは毎年一人の人間にばかりやらせて、悪いと思わないのですか？」などと攻撃的な言い方をしたら、場の雰囲気は全くちがってしまったでしょう。「よく何年もやっていただけましたね」という感謝の言葉も出てこなかったと思います。また、その前にご紹介したフキさんのケースでも、「ごめん、今どうしても手が離せないの」と自分側の事情だけを話しており、決して「どうしてあなたはそんなに上から目線なの？」などと相手を非難したりはしていません。もしもそんな言い方をしていたら、相手は怒ってしまい、職場中の人たちにフキさんの悪口を言って歩いたかもしれません。**「あなた」を主語にして語ると、どうしても相手への決めつけになってしまいますが、「私」を主語にして、自分の気持ちを誠実に語っていくことがもっとも安全な話し方なのです。**

実は、気分変調性障害の人はそのような話し方をあまりしたことがありません。なぜかと言うと、自分の「欠陥」を見破られないように、自分を隠しながら生きているからです。「私」を主語にして、自分の気持ちを伝える、などというリスクの高いことは避けてきたはずです。しかし、ここで見てきたように、「私」を主語にして自分の気持ちを語ることが実はもっともリスクの低いことなのです。リスクが低いどころか、他人とのつながりを感じ、ハコべさんのように自分自身の力を感じる機会にもなります。このようなチャンスを逃し続けてきたことが現在の状態につながっている、ということにもだんだんと気づいていくと思います。もちろん、チャンスを逃してきたことは病気のためにしかたがなかったことであり、本人の責任ではありません。ですから、こうやって新たなパターンを試していくことを「治療」と呼ぶのです。

なお、気分変調性障害の人は自分の気持ちを伝える代わりに、あいまいで間接的なメッセージを伝えてきたことが多いと思います。ハコベさんもそのよい例です。本当は「役員を引き受けたくない」ということを伝えたいのに、実際には「自分のできが悪いので迷惑をかける」という言い方になっています。ハコベさんの例でもわかるように、こういう間接的な言い方は正確に伝わらず、役割期待のずれを悪化させることが多いのです。

間接的な言い方どころか、多くの気分変調性障害の人が、言葉を使わないコミュニケーションをしています。「すぐには返事をしなかった」「あまり嬉しそうな顔をしなかった」という程度のコミュニケーションで自分の気持ちを伝えようとしているのです。沈黙によって何かを伝えようとしている場合すらあります。これらのやり方では、正確に伝わる可能性は極めて低いですし、ほとんど気づかれていないことも多いのです。

あいまいで間接的なコミュニケーションの場合、それがどちらの方向に進んでしまうかを自分でコントロールできないところに最大の問題があります。自分でコントロールできないものは、結果として「自分にはどうすることもできない」という無力感を増すことになります。それも、気分変調性障害を維持する悪循環を作り出していきます。

あいまいで間接的なコミュニケーションをするのは、リスクを下げることが目的であるはずです。しかし、どこに進むかコントロールできない会話というのは大変リスクの高いものだとも言えます。本当にリスクの低い話し方である「自分の気持ちを誠実に伝える」というパターンを少しずつ試していきたいところです。

「相手が本当に言いたいこと」を知る

気分変調性障害の人は、自分から相手に肝心なメッセージをほとんど伝えていないだけでなく、相手が本当のところ何を言いたいのかということもほとんど確認していないものです。これも、気分変調性障害の症状を反映したものです。ものごとを自分にとってネガティブにとらえてしまう人にとって、「何かを確認する」ということは、希望よりも絶望や不安を感じさせるものだからです。しかし、相手はなぜそんなことを言ったのか、相手は本当にそういうことを言いたかったのかということを確認するのは、相手からの役割期待を知るために不可欠なことです。

ネガティブな結果を予測してしまう気分変調性障害の人にとって、相手の言いたいことを確認するのはとてもハードルが高いことです。けれども治療者か、あるいは信頼できる身近な人に支えてもらって、一緒に検証していけると、ハードルはぐっと下がります。実際の治療の中では、相手とのやりとりをじっくりと検証し、わかりにくいところを質問してみるというようなことも進めていきます。気分変調性障害の人は、もともと、ほとんど最悪の受け止め方をしていますので、確認作業は通常成功体験になります。確認してみたら楽になった、ということを身体で感じていく中で、だんだんと、気分変調性障害の症状に足をひっぱられながらも、確認してみようとする習慣がついてくるのです。

ある患者さんは、一〇年以上に及ぶ気分変調性障害を一六回の対人関係療法でほとんど治してしまいましたが、治療を終える頃に言っていた言葉で印象的だったのが「相手がどう思っているか分からなければ、聞いてみればいいんですよね。そんな簡単なこと、どうして今まで考えつかなかったのでしょう」ということでした。もちろんこれを「そんな簡単なこと」と感じられるようになったということ自体が治療の成果であるわけですが、その成果は、相手に聞いてみて楽になる、という試みの繰り返しの結果得られたものなのです。

治療の場でなくてもできる一つの方法として、実際の相手とのやりとりを書き出して、それを信頼できる第三者に見てもらう、というやり方もお勧めです。すると、「本当はこういうことが言いたいんじゃない？」「相手のこの言い方はわかりにくいね」などと、気分変調性障害という「色眼鏡」のかかっていない見方を教えてもらえるでしょう。自分が受け取ったメッセージ以外の可能性もある、ということを知るのは、身動きのとれる空間が少し広がる感じがするはずです。気分変調性障害である限り、第三者の言い分を心から信じることはできないと思いますが、自分の受け止め方による悪循環の中で身動きがとれなくなっているときに、別の見方があるということを知るだけでも、ずっと楽になるものです。

そして忘れてはいけませんが、目的は、自分の受け止め方を変えることではなく、それが気分変調性障害という病気の影響を受けたものであることを知ることです。「**不適切な受け止め方**」**なのではなく、**「**病気の影響下にある受け止め方**」**なのです**。ですから、やりとりの検証作業を一緒にしてもらう相手には、気分変調性障害という病気について知っていてもらった方がよいでしょう。本書を読んでもらうこともよいと思います。

　なお、相手が言いたいことの確認と、自分の気持ちを伝えることとは、関連する部分もあります。たとえば前述のハコベさんは、自分の気持ちを伝えてみることによって、周囲の気持ちも知ることができました。ですから、自分の気持ちを伝えることに専念すると相手をよく知ることにつながる、という側面もあるのです。それを応用すると、相手が言いたいことを確認する際にも、「もしかして○○という意味かな、と思ったら心配になってしまって…」というような言い方をすることもでき、相手の優しい部分を引き出せる可能性も高まるでしょう。

「病気を考慮に入れた役割期待」を考える

　自分の気持ちを伝えていくことは大切ですが、気分変調性障害という病気を持っていると、それがどれほど難しくなるのか、という認識はもっと大切です。

　気分変調性障害の人の中には、「伝えなければわからない」ということをよく言われている人たちもいます。そういう人たちがどう感じているかというと、伝えられない自分を責めていることが多いものです。そして、自分は伝えられないのだから、結果として何を受け取るとしてもそれは自業自得だとすら思っているのです。これでは、単に、気分変調性障害の症状を「人間としての欠陥」と思いこむ「おなじみの見方」に戻るだけで、本書の目的に逆行してしまいます。

――症例

ヨモギさんの恋人は、デートのときに、ヨモギさんの希望も聞かずに自分の行きたいところに連れ歩きます。ヨモギさんの体調がかなり悪いときでも徹夜の強行軍などをするので、ヨモギさんはデートのあとの数日間、仕事を休まなければならないこともあります。ヨモギさんはそんな自分を「デートには行けて仕事には行けないなんて、自己管理の悪さにすぎず、社会では認められないこと」と責めていました。

デートのあとに自分が体調を崩すということを彼にはできるだけ黙っていましたが、明日は絶対に休めないという日に彼から徹夜でドライブに行こうと誘われたため、勇気を振り絞って、明日の朝早いので体力的に自信がない、と言いました。すると彼はあっさりと理解を示しただけでなく、「俺は人の体力とかよくわからないから、これからも無理だと思うことは言ってね」と言ってくれました。ヨモギさんは彼の反応をありがたいと感じるとともに、結局問題は彼ではなく自分なのだ、という思いを強くしました。彼にきちんと伝えることも含めて、全ては自己管理の話であって、それができない自分はやはり社会人としての資質に欠けていると思ったのです。

それからというものは、彼からの誘いを無理だと感じても、言えない自分を責め、疲れ果てて仕事に行かれない自分を責め、という具合に、ますます自責の悪循環にはまりこんでしまいました。

✤ ✤ ✤

ヨモギさんの場合も、無理なことは無理と伝えられるようになることが課題ではあるのですが、気分変調性障害の症状によって、健康な人よりもそれが難しいということも見逃してはならない事実です。これが、彼との間の役割期待のずれにつながっています。つまり、彼は「無理なことは無理だと言ってほしい」という期待をヨモギさんに対してしているわけですが、気分変調性障害のヨモギさんにとってそれは大変ハードルの高い期待になります。そして、期待に応えられない場合に、気分変調性障害のヨモギさんは、それを「彼が非現実的な要求をする」とは感じられず、「期待に応えられない自分が悪い」と感じてしまうのですから、このずれを放置すると、ヨモギさんにとってはストレスを生み出す悪循環の装置になってしまいます。

治療の中で、自分が気分変調性障害という病気にかかっているということと、その病気の自責的な特徴を理解したヨモギさんは、勇気を出して、彼にもその説明をしてみました。これは、主治医からの伝言という形をとってもらいました。ヨモギさんは、説明を理解はしても心のどこかでは常に「でも、自分の場合はただの人間としての資質の問題なのではないか」という疑念を捨てきれませんので、自分の意見として話すことができなかったからです。

ヨモギさんはもちろん伝えることを躊躇しましたので、通常、病気としてきちんと説明すればほとんどの人が受け入れてくれるということを伝えました。これは私の今までの臨床経験から言えることです。「なぜこの人はこんなにネガティブなのだろう?」「なぜこの人は自分が勧めた通りに行動してくれないのだろう?」という疑問を抱えている周囲の人たちにとって、それが病気の症状として整然と説明され、どのように関われれば病気がよくなるのかがわかる、というのはプラスの体験になるのです。患者さんは、病気だなどと伝えると、相手に余計な気を遣わせるのではないかと心配することが多いのですが、実際にはその逆です。相手の人格的な問題だと思うと、人はいろいろと余計な気を遣ったり、不要な疑念を抱いたりするものなのです。「病気ということでしたら納得できます」と言ってくれた人はとても多いです。

説明を受け入れた恋人は、ヨモギさんに、自分はどうしたらよいのかと聞いてきました。これは事前にヨモギさんと準備をしておいたことでした。そもそもが、役割期待のずれの解消のためにやっていることですから、単に病気だということを伝えるだけでなく、「病気だから、こういうふうにしてほしい」ということも伝えなければ不十分です。ヨモギさんは、そんなことまで伝えたらあまりにも図々しいのではないかと躊躇しましたが、どうしたらよいかわからないことが人間にとってどれほどストレスになるかを説明しました。そのうえで、常識的に要求してよい範囲を一緒に考えました。つまり、ふつうの人ならまず受け入れるものであって、それを受け入れられないとしたらそれは彼側の問題と考えられるようなレベルです。

ヨモギさんの体調が悪いときのデートのスケジュールについて、ヨモギさんから要望を出すことは今のところ難しいのですが、彼から「今日の体調は大丈夫？」と聞いてもらえばヨモギさんは答えられるだろう、ということになりました。デートのときに病気を持った彼女に体調を聞くのは、決して非常識な要求ではないということを確認しました。

彼はヨモギさんの要望を聞き、「自分も聞き忘れるかもしれないし、聞いてくれるかどうか待つのもストレスだろうから」と、待ち合わせの時間を決めるメールを彼が送ったら、必ずその日の体調を返信してほしい、と言ってきました。体調も、漠然とした表現だと鈍感な自分には理解できないから、0（全く無理はできない）から10（かなり無理しても大丈夫そう）のどこのあたりかを正直に教えてほしい、と言われました。

彼からの申し出にヨモギさんは大きく安心し、感謝を感じました。メールという手段で、決められた手続きであれば、たしかに自分から伝えることもできます。気分変調性障害を持つヨモギさんは、実際の体調よりもおそらくよさそうに伝えるでしょうが、それでも「0」の日に「10」の扱いを受けていた今までのようなことにはならないはずです。

ヨモギさんの恋人は、自分に提案された役割期待を自分にとって現実的かどうかという観点からよく検討したと言えます。結果として、彼にとって実現可能なものはヨモギさんにとってもむしろありがたいことでしたので、当初の提案から修正され、二人にとってよりよい形になりました。

こんなやりとりを続けていく中で、ヨモギさんがもっと自分自身と彼を信頼できるようになれば、病気も改善していきますし、だんだんと、「自分から言う」ということもできるようになってくるはずです。

「無理なことは無理と言う」という課題は、現在の病気の影響を視野に入れながら、そんなふうに少しずつ達成していかなければ、かえって「言えない自分を責める」という悪循環に陥ってしまうというよい例だと思います。

不一致に見えない「不一致」

症例

ワラビさんは、恋人からデートの度にひどいことを言われていました。何か言うと「頭が悪いくせに余計なことを言うな」と言われるのは日常茶飯的で、「お前の顔が気持ち悪いんだよ」と言われたこともあります。デートの日時も、全部相手のペースで決まり、当日待ち合わせの場所で二時間待っても彼が現れず、電話をしてみると「ああ、忘れてたよ。馬鹿じゃないの、二時間も待って」と馬鹿にされることもありました。ワラビさんは、自分側の理由で約束を変更しないように、あらゆる努力をしていました。彼がデートをしたいというときには、どれほど仕事が忙しくても、睡眠を削ってでも応じるようにしていました。

✤　✤　✤

こんなひどい関係の中にとどまっていたのは、もちろん、ワラビさんが自分のことをその程度の価値しかない人間だと思っていたからです。「もっとよい人とつきあえるのではないか」という可能性を考えてみることもできないため、その関係にとどまってしまう人たちはとても多いものです。

ワラビさんのように、虐待的な人と関係を続けている気分変調性障害の人は少なくありません。

相手の虐待的な態度は、健康な人だったら「とてもついていけない」と感じるものなのですが、気分変調性障害の人は「成熟した人間であれば不満を言うべきではない」と思いこんでいますし、相手のロジックがそれに合致してしまうのです。

このような関係は、一見「役割をめぐる不一致」には見えません。本人の気分変調性障害の症状と相手の虐待的な態度は、鍵と鍵穴のような関係にあって、むしろ一致しているからです。しかし、それは「病気と相手との一致」であり、「自分と相手との一致」ではありません。病気と一致する関係を続けていくということは、病気を治りにくくし、病気による苦しみをますます増していくということにもなります。

こんなところにおいても、病気と人格を区別していくことはとても重要です。病気と相手との間に不一致はなくても、自分と相手との間には不一致がある、ということを見つけていくのです。健康のためにはこのような関係から抜け出していく必要があるのですが、その際には、気分変調性障害によってどれほど人間関係の見方が歪められているかを認識していく必要があります。

――症例

ワラビさんの治療は、まず、彼がしている扱いが「人間としてきわめて不適切な人権侵害」であることを認識するところから始まりました。こんな扱いを受けて平気でいられる人などいないということも説明しました。驚いたことに、ワラビさんは、成熟した人間であれば、この程度のことは我慢しなければならないはずだと思いこんでいました。そして、彼に二時間待ちぼうけをくらったときに頭に来た自分のことを「未熟」とすら思っていたのです。たしかに彼が言う通り、二時間も待つほうが馬鹿なのであって、そんな自分には彼を責める権利などないと思っていたのです。

何の連絡もなく二時間も待たされれば誰でも頭に来るものであり、彼はそれに対して謝罪すべきであって「馬鹿」などと言うべきではないし、そんなことを言われたらもっと怒りを感じるのがあたりまえなのだ、ということを伝えられて、ワラビさんは、半信半疑ではありましたが、「そういう考え方もあるかもしれない」と認めました。最初はよくわからなかったようですが、他人の身に同じことが起こったらワラビさんはその人のことを馬鹿だと思うか、ということを考えてもらったところ、「とんでもない」ということになったのです。

また、彼のような人物とつきあって慢性的に人権侵害を受けたら、健康な人でも何らかの病気になるであろうし、もともと気分変調性障害という慢性のうつ病を持っているワラビさんにとっては病気を悪化させるだけだ、ということも理解してもらいました。これも、たとえば妹の恋人として彼のような人を勧めるか、という観点から考えてもらいました。「妹には、妹を大切にしてくれる人とつき合ってほしい」とワラビさんも認めました。

それでもすぐには彼との関係を解消しようと思えなかったワラビさんと、少しずつパターンを変える試みをしていきました。まず、「頭が悪いくせに余計なことを言うな」と言われたときに、「そういう言い方は傷つくから、やめてくれませんか」と言ってみることにしました。それに対して彼がどう応えるかによって、彼とのつきあいを考えていこうということになったのです。そう言われて態度を改めようとするのであれば希望があるかもしれないけれども、そうでなければ彼との今後のつきあいを真剣に考え直してみる必要があるだろうということになりました。

彼は「そういう言い方は傷つくから、やめてくれませんか」と言ったワラビさんに逆上してしまい、「頭が悪いお前が何様のつもりだ」と怒鳴ってきました。ワラビさんは彼を怖いと感じ、その場では必死に謝ってしまいました。しかし、あとで面接の中でこのことを話し合ったとき、この程度のことを頼んだだけでキレてしまうようだと、今後、長い将来を考えていくことは難しいのではないか、という考えにワラビさんも同意しました。

彼との別れ方を考える際にも、彼の暴力的なところは心配でしたので、極力、「ワラビさん側の事情」で別れることにしました。「私は頭が悪くて、あなたに迷惑ばかりかけてしまうから」と彼を怒らせない形で別れることに成功しました。このとき初めてワラビさんは、自分の望んだ結果を自分のコミュニケーションによって得ることができたのです。

✤　✤　✤

彼と別れたワラビさんは寂しさも感じましたし、自分は今後誰かと再びつきあうことができるだろうか、という不安も感じました。彼とのつきあいの楽しかった部分や彼が優しかった時代のことなども思い出され、別れたことを後悔することもありましたが、同時に、頻繁に「頭が悪い」「顔が気持ち悪い」などと言われることがなくなったことに安心する部分もありました。そのようないろいろな気持ちを味わいながら、悲しみのプロセスを通り抜けていくと、自分が彼とのつきあいによってどれほど傷つけられていたかということをだんだんと認識できるようになり、別れという選択をしたことを肯定できるようになりました。

どこまでが自分の領域かを認識する

気分変調性障害の人は、本来自分の責任でない領域にまで責任を感じていることが少なくありません。ワラビさんの場合も、彼に逆らわないという形で、病的な彼の問題を全て引き受けてしまっていました。しかし、本当は、彼は自らの病的な部分を認識し、自らの課題として取り組んでいく必要があります。それは彼にしかできないことで、ワラビさんが代わってあげられるわけではないのです。

人との関係を考えていくうえで、どこまでが自分の領域なのか、ということを明確にしていくことはとても大切です。それを超えてしまうと、相手を縛ることにもなってしまいます。相手には相手なりに、試行錯誤をする空間が必要なのです。

気分変調性障害の人が相手の領域にまで入りこんでしまうのは、もちろん相手を縛ろうとしてのことではなく、単に、ネガティブな結果が怖いからです。全般に、気分変調性障害の人は、もめ事やトラブルが苦手です。もめ事を回避するために、自己犠牲的に献身することも珍しくありません。家庭内でも、常に愚痴《ぐち》の聞き役を担っている、というケースも多いものです。これも、ネガティブな結果を避けるためにしている努力です。

このように、本来自分の責任でないものにまで責任を引き受けてしまうことがさらなる負担を生み、うつ病を悪くする、ということは一つの大きな問題です。もう一つの問題として、相手の領域にまで出張サービスをしてしまっているため、本来自分が責任を持つべき領域がおろそかになる、ということもあります。本来自分が責任を持つべき領域というのは、自分の役割期待を整理し、安全でわかりやすく相手に伝えるところまでです。そのうえで相手がどう判断し行動するか、ということは、全面的に相手の領域です。相手の結論が気に入らなければ、また、自分の役割期待を整理し、安全でわかりやすく相手に伝えればよいのです。そのうえで相手がどう判断するかは、また相手の領域内の話になります。

気分変調性障害の人が実際に陥りがちなパターンはそれとは全く逆で、相手の顔色をうかがい、相手にネガティブな反応をさせないように自分からのメッセージもそれに合わせたものにする、ということをしています。これはつまり、相手の領域で起こることをコントロールしようとして、自らの領域には手を抜いている、という構造なのです。

自分の領域か相手の領域かを明確にしておくと、ワラビさんのようなケースにも対処しやすくなります。「私」を主語にして自分の気持ちを話すことがもっとも安全なコミュニケーションだということを120ページでお話ししましたが、そのような話し方をしても怒ってしまう人は実際に存在しています。ワラビさんの恋人もそうだったのですが、それは、こちら側の言い方の問題ではなく、相手側の病理によるものです。**自分の領域の中でできることは、「こういう言い方であれば、特別な事情のない人は通常怒らない」という言い方をすることだけで、その結果何が起こるかは、相手の領域内の話です。**相手が「取りこみ中」で余裕がなければ、どんな言い方をしても、反撃してくるかもしれません。それは相手の事情に過ぎず、こちらの責任の範囲ではありません。こちら側としては、そのような相手の反応を見たら、自分の役割期待を整理し、「相手は相手で大変そうだけれども、このような受け答えをされたらこちらもまいってしまうから、今は離れていよう」と決めればよいのです。

自分の領域を明確にしておくことは、心の健康を維持するためにとても重要な視点ですが、気分変調性障害の場合には特にしっかりと頭に刻んでおくべきことです。病気の症状は、すぐに相手の領域に出張したがるものだからです。

第7章　難しい時期の乗り越え方
――問題領域③「役割の変化」

気分変調性障害が「役割の変化」を難しくする

人生にはさまざまな変化があります。社会的な立場の変化もあれば、私生活の変化もあります。大人の身体になる、病気になる、歳をとって身体の機能を失う、という、生き物としての変化もあります。ある事件や事故に遭遇する、というのも一つの変化です。

対人関係療法では、そのような時期を「役割の変化」と呼びます。社会や、身近な人間関係における自分の立ち位置が変わる時期、という意味です。この変化は目に見えるものである場合もあれば、そうでない場合もあります。転職や結婚・離婚をした場合には目に見えますが、ある事件の被害にあったというようなときには、そのできごとが終わってしまえば目には見えなくなることもあります。しかし、本人が世界や自分を見る目は明らかに変わっており、そういう意味では「役割の変化」なのです。

どんな人にとっても変化の時期はストレスなのですが、気分変調性障害の人の場合、病気の影響によって、変化のハードルはさらに高くなります。まず、なんと言っても、あらゆることを「自分をいじめるような形で」とらえますから、何らかの変化に直面したときに、その変化を健康な人以上に難しく受けとめ、自分にはできないだろうと感じるのです。

69ページでも述べましたが、たとえば社会に出るということ一つとっても、そこに非現実的な意味合いをのせてしまい、そのハードルを非常に高くしてしまいます。あるいは、変化を「喪失」としか受け止められない、ということもよく見られます。実際には、どんな変化にも喪失だけでなく獲得という側面もあるのですが、うつ的なものの見方になってしまうと、喪失面にしか目が向かなくなります。気分変調性障害の人は失敗を深刻にとらえる、ということも前述しましたが、失敗も一つの「役割の変化」であり、気分変調性障害になるとそれだけ乗り越えるのが難しくなるのです。

変化を乗り越える際に、「まあ、何とかなるだろう」という感覚を見失ってしまうと、大うつ病の発症などにつながってしまいます。私たちは、この先に何が起こるかがわからずに暮らしているのですが、それでも平常心を保っていられるのは、「まあ、何とかなるだろう」という感覚があるからです。これは、自分に対する信頼感でもあり、周囲の人や世界に対する信頼感でもあります。ふだんはあまり意識していない気持ちですが、この感覚を失ってしまうと、世の中は突如として怖ろしい場所になります。「この先何が起こるかわからない」「どのようにしてやっていったらよいかわからない」「自分にできることかどうかもわからない」という感覚が毎日を占めて圧倒されてしまうことになるからです。

変化に直面すると、この、「まあ、何とかなるだろう」という感覚が一時的に揺らぎます。そして、その感覚を再び取り戻すためには、変化を自分の中で位置づけるという作業が必要になります。自分にとってどういう意味を持つ変化なのか、ということを認識することが必要なのです。このためには、変化を多面的に検討し、変化の中での自分の気持ちによく向き合い、それを認めていく必要があります。

自分の感情を認め、肯定する

気分変調性障害の人は、自分がネガティブな気持ちを抱くことを「人間として未熟」と感じがちですが、実際にはどんな感情も有意義なものだ、ということを１０５ページでお話ししました。

「役割の変化」を乗り越えるうえでも、感情は注目すべきポイントです。変化のときには、実にさまざまな感情が起こります。大きなところで言えば、前の役割を失った悲しみ、突然の変化に対するとまどいや怒り、新しい役割についての不安、といった感情が起こりますが、それ以外にも、後悔や絶望感、無力感など、さまざまな気持ちが起こるものです。いずれも、自分が今どんな変化を乗り越えているか、ということを示す感情であり、適切なものです。そして、それらの感情を感じながら、私たちは変化という山を越えていくのです。そういう意味では、変化のときに感じる感情は道標のようなものです。

このように、適応困難な変化のときに起こる気持ちは、どちらかというとネガティブなものが多いのですが、「ネガティブな気持ちは弱い証拠」と考える気分変調性障害の人は、変化のときに感じる気持ちにふたをしてしまいがちです。「このくらい、誰でも受け入れていること」「くよくよしている場合ではない」「とにかく前向きにならなければ」…などと思ってしまうのです。そうやって気持ちにふたをしてしまうと、変化を乗り越えるための道標を見失うことになります。そして、「まあ、何とかなるだろう」という感覚を取り戻すどころか、「どうしたらよいかわからない」「やっていけるとは思えない」という遭難状態に陥ってしまうのです。

気分変調性障害の人は、役割の変化に際して、具合が悪くなったり、二重うつ病になったりすることが多いのですが、それは、本人が考えているように「弱いから」ではなく、全く逆に、「自分の弱さを認められないから」ということになります。もちろん、それも気分変調性障害の症状によるものです。

もう一つ、役割の変化を乗り越えるためのポイントとなるのが、身近な人たちによる支えです。自分の感情を認めて肯定していく作業を一人でするのは案外大変なものです。特に罪悪感が強いようなときには、自分の感情を肯定しにくくなります。気分変調性障害の場合は特に、自分の感情を一人で肯定することは事実上不可能でしょう。自分を不適切だと感じることが病気の中心だからです。ですから、変化の時期には、身近な人に気持ちを話して肯定してもらうことが必要なのですが、自分を不適切だと感じている気分変調性障害の人にとって、これもまた大変難しいことです。

病気に足を引っ張られないために

以上に述べてきたように、気分変調性障害の人は、変化そのもののハードルを高く意味づけてしまいますし、変化の中での気持ちを肯定したり、それを周囲の人に支えてもらったりすることもほとんどできないので、役割の変化のときのリスクはとても高くなります。

――症　例

二十代の男性会社員エンドウさんは、職場でプロジェクトリーダーに昇進した後に大うつ病になりました。自分の業務を黙々とこなすだけでも精一杯だったところに、他人の仕事の責任もとらなければならないという重圧がかかったからでした。きちんと仕事をしないチームメンバーに不満を感じても、それを注意することができず、結局は自分が代わりにやる、ということを続ける中、残業時間が大幅に増え、休日も出勤し、家でも常に仕事のことを考えているという状態になりました。すべては自分の能力不足によるものだと思っていたエンドウさんは、誰にも相談することなく一人で抱えこんでいました。

エンドウさんの残業の多さは上司の目につき、「もう少し要領よく仕事ができないのか」と指導を受けましたが、エンドウさんはそれを「手抜きをしてよい」というメッセージにとることはなく、要領よく仕事ができない自分の無能を指摘されたと感じました。また、上司は「もっとメンバーに任せたらどうだ」とも言いましたが、それもリーダーとしての自分の指導力不足を指摘されたと思ったのです。自分にもっと指導力があれば、メンバーはもっときちんと仕事をするはずだと思ったからです。自分に指導力がないという負い目のために、エンドウさんはメンバーを注意することができず、結果としてメンバーの尻ぬぐいを続けなければならない、というパターンになっていました。

上司はエンドウさんの負担を減らしたいという思いで指導を試みたのですが、自分の無能を指摘されたと感じてますます自分を追いこんだエンドウさんは、大うつ病を発症することになりました。

✤　✤　✤

エンドウさんのようなケースはとても多いものです。気分変調性障害の人にとって、役割の変化がいかにストレスをもたらす構造になっているかがよくわかると思います。もちろん誰にとってもチームリーダーになるということはストレスですが、健康な人は、「まあ、やるだけやってみよう。それでうまくいかないときはそのときだ」という考え方が多かれ少なかれできるものです。また、「うまくいかないときは誰かに相談してみよう」というふうにも考えられます。周囲の人に愚痴をこぼして聞いてもらうというのも大切なサポートです。しかし、気分変調性障害になると、その症状のために、いずれも難しくなってしまうのです。

また、エンドウさんのように「要領よく」できない自分を恥じている気分変調性障害の人はたくさんいます。自分が人間として持っている欠陥の一つが、「要領よくできないこと」だと思っている人も少なくありません。実際に、「要領のよさ」が何なのかということを考えてみれば、重要でないことを切り捨てる思い切りであったり、自分が望むように他人に動いてもらったりすることだったりするわけです。これらはいずれも気分変調性障害の症状のもとでは大変困難なことであり、やはり人間としての欠陥ではなく、病気の症状によるものと考えた方がよいでしょう。

ご自分が気分変調性障害だという可能性があれば、特に役割の変化には気をつけていただきたいと思います。変化の際には、できるだけ信頼できる人に相談をし、本当に必要とされることを一緒に考えてもらったり、自分の気持ちを聞いてもらったりしてください。その際には、次の第8章で詳しくお話ししますが、「治療の足を引っ張る考え方」をする人を避けてください。たとえば、「弱音を吐いていないで、気合いを入れれば大丈夫」などと言う人に出会ってしまったら、病気にとって有害な人だと思って距離をとってください。これはたとえば、薬物依存の人が薬物の売人に遭遇してしまったくらいに致命的なことなのです。

身近なところに相談できる人がいなければ、専門家に相談してもよいでしょう。**くれぐれも、「ほかの人は難なく乗り越えているのだから、自分もそうしなければならない」などと思わないようにしてください。どんな人にとっても変化は大変なものです。気分変調性障害の症状が、それを見えにく**

くしてしまっているだけなのです。また、気分変調性障害の症状があると、役割の変化に適応するのはますます大変なものになるということも忘れないでいただきたいと思います。そして、**変化に適応するときのポイントは、自分の弱さを認めて優しくするということ**だ、ということもよく覚えておいていただきたいと思います。

第8章　治療の足を引っ張る7つの考え方

気分変調性障害の人は、すでに見てきたように自分をいじめるような形でものごとをとらえる特徴があります。これは情報選択についても言えることで、世の中に数多くある意見の中で、特に自分をいじめるような形のものを選んで採用しているようなところがあります。たとえば、「人間にはできないことのほうが多いのだから、できないことはできないと認めたほうがよい」と言っている人と「努力すれば何でも達成できる」と言っている人がいたとしたら、気分変調性障害の人は後者のことだけを印象的に心に刻みつけるものなのです。そして、何かができないときには「自分の努力が足りない」と思ってしまいます。

また、第6章でご紹介したワラビさんのように、気分変調性障害の自虐的な症状とはまさに「鍵と鍵穴」みたいな虐待的な人が身近にいるというケースも少なくありません。今までに患者さんの周囲にいる人たちを見てきましたが、通常の人の人間関係の中にはいないような極端な「決めつけ型」の人を発見することも珍しくはないことです。一方的に何かを決めつけるような人は一般にあまり好かれないことが多いので、そんな人でも受け入れてくれる気分変調性障害の人の近くに寄ってきてしまうのかもしれません。そのような人が身近なところにいると、気分変調性障害の人が受け取るメッセージは、ますます自分をいじめるような形のものばかり、ということになってしまいます。

本章ではそのような事実を念頭に置き、気分変調性障害の人が引き寄せられやすい、しかも、治療の足を引っ張る考え方を検証してみたいと思います。これは、ご自分の頭の整理になると同時に、身近な人からこういうことを言われたときにどう反論するか、ということを考えるうえでも役立つと思います。

「病気のせいにするのは〝言い訳〟だ」？

64ページでも触れましたが、気分変調性障害の人は、「病気」という概念に対してふつうとはちがう意味で抵抗を感じます。ふつうは、「病気扱いされるということは、異常扱いされることだ」という抵抗を感じることが多いのですが、気分変調性障害の人は、「本来は自分の落ち度であるものを病気のせいにするなんて、逃げではないか」という抵抗をむしろ感じるのです。つまり、自分の身に起こっている問題は自業自得であって、病気による不可抗力などではない、と言いたいのです。

その感じ方と共鳴するのが、「病気のせいにするのは〝言い訳〟だ」と、病気による影響を認めようとしないタイプの人です。気分変調性障害の人の周囲には、よくそんな人を見つけることがあります。

これについては、本書の全体が答えとなると思いますが、気分変調性障害が病気だということには学術的な裏づけがあること、「それは言い訳だ」という人たちは決してこの病気の専門家ではないこと、などがわかりやすい根拠です。何しろ医療者ですら、気分変調性障害が治療可能なうつ病だということを知らない人がまだまだ多いのですから、「それは言い訳だ」と言いたがる一般の方がいても不思議はありません。

私がよく興味深く感じるのは、気分変調性障害という病気について、専門家である私がきちんと説明した後であっても、職場の上司などから「そんなのは病気ではない」などと言われると、あっさりとそちらの言い分に呑まれてしまう人がしばしばいることです。これこそが、気分変調性障害という病をよく描いている現象なのだと言えますが、考えてみればおかしなことです。専門家の言い分と素人の言い分を比較して素人の言い分を信じる、などというバランスの悪いことは、ほかの病気ではまず起こりえないことのはずです。これは、気分変調性障害の人に見識がないという意味ではなく、それほど自分をいじめるような形のものに強く惹きつけられるという、とても苦しい病気なのです。

それでも治療関係ができてくると、患者さんは「そんなのは病気ではないと言われて、やっぱりそうだ、と思ったのですが、先生にはまたちがうと言われるだろうと思って……」などと言ってくれるようになってきます。治療の足を引っ張る考え方から距離をとってもらうためには、一貫して「気分変調性障害は病気」という姿勢を明確にしている人の存在が必要なのです。

なお、気分変調性障害の人がよく言うことに、「自分がそんなに重いとは思えない」というものがあります。自分がうつ病であることを認めるところまではいっても、それを「重い」と思えないのです。ですから、休職をしたり、受診のための時間を確保したりするように言うと、「そこまでする必要があるとは思えない」と感じますし、「周りの人に申し訳ない」と感じるのです。その根拠として、「ちゃんと毎日仕事に行けているのだから」というようなことを言う人も多いです。このあたりが、気分変調性障害の治療を難しくする一つの要因になっています。

すでに述べてきたように、気分変調性障害であること自体が、人生の質を損なう「重い」病気です。二重うつ病ともなると、本当に「重い」のです。それなのに「**ちゃんと毎日仕事に行けている**」**ということは、軽症だという根拠であるどころか、むしろ症状の一つだと言うこともできるのです。**具合の悪さを「克服すべき甘え」と感じるのは、典型的なうつ病の症状だからです。

「ちゃんと毎日仕事に行けているのだから大したことはない」というときに抜け落ちている視点は、「ちゃんと毎日仕事に行けている」という状態を作り出すためにどれほど自らに負担を強いているか、というところです。あらゆるエネルギーをふりしぼってその状態を作っているのに、「ちゃんと毎日仕事に行けている」という表面的な事実だけをもって「大したことはない」と決めつけるのは、気分変調性障害の特徴をそのまま反映したものの見方です。本人がそういう態度でいると、周囲の人たちも「ちゃんと毎日仕事に行けているのだから、まあそんなに心配はないのだろう」と思ってしまうことが多く、なかなか適切な治療を受けられないことになります。

「きちんと断ったり自己主張したりできるのが立派な社会人」？

気分変調性障害の治療でも、必要な場合には断ったり自己主張したりすることを目指していきはします。でも、**「必要な場合には断ったほうが自分が楽になる」ということと、「社会人であれば断れなければならない」ということは、似て非なることです。**

気分変調性障害の人が自分の気持ちを伝えることを学んでいくのは、あくまでも自分の気持ちをよくしていくためであり、病気を治していくためです。そして、その大前提としては「気分変調性障害のときには、自己主張しにくい」という事実があります。病気のために自己主張が難しいけれども、それでも病気をよくするために少しずつ努力していく、というのがそのイメージなのです。

一方、「社会人であれば断れなければならない」というのは全く別のことを意味します。このような考え方は、ただでさえ自分はだめだと思っている気分変調性障害の人にとって、単に、断れない自分はやはりだめなのだという思いを強めるだけのことになります。このような考え方をしてしまうと、気分変調性障害という病気によって断るのが難しくなっているという視点が抜け落ちてしまい、いつもの悪循環に戻ってしまうだけです。

対人関係療法は、単なる自己主張のための技法ではありません。①気分変調性障害という病気のためにどれほど自己主張が難しくなっているかをよく学び、②相手との間にどういうやりとりをすると症状にプラスやマイナスがあるのかをよく調べ、③本当に伝えるべきことは何なのかを検討し、④もっとも安全でわかりやすい伝え方を研究する、という一連の大きな流れの中で、本人なりのプロセスを歩んでいくというところが一番の本質です。場合によっては、伝えないという選択肢を選ぶこともあります。大切なのは本人のプロセスであり、「伝えれば治る」という単純な話ではないのです。

「努力すれば何でも達成できる」？

気分変調性障害の人は、何かができないことを「自分の努力が足りないせいだ」と思うものです。それと共鳴し合うのが、「努力すれば何でも達成できる」という考え方です。「努力すれば何でも達成できる」というのは、ごく限られた状況や短期的な時間枠でやる気を出すための「かけ声」としては効果的でしょうが、決して事実を反映したものではありません。そもそも、本当に努力すれば何でも達成できるのであれば、人間が人間である意味がなくなってしまうでしょう。人間として生きていくということは、生き物としての限界を認めていくということでもあります。私たちに生身の身体がある以上、限界は必ずありますし、その限界の中で私たちは守られています。人生は、それらの限界をどう位置づけるか、ということとの連続だと言えます。

92ページでご紹介した「悲哀のプロセス」をここに応用してみましょう。自分の限界を認められないということは、本当は失っているもの（可能性）を「まだある」と思いこんでいるということです。つまり、「否認」しているということです。実際には可能性がないのだということを認め、その悲しみや無力感に向き合い、そのうえで、「では今できることは何だろうか」という現実に心を開いていくということが必要です。これは小さな「悲哀のプロセス」と言えるでしょう。**「努力すれば何でも達成できる」という考え方は、事実に反すると同時に、「今できること」に心を開くことを妨げてしまうものなのです。**

なお、気分変調性障害という病気も現時点での大きな限界の一つです。いずれ治るということと、現時点での限界であるということは、矛盾なく両立します。本書の全体が、気分変調性障害の影響を学ぶ目的で書かれていますが、それは、言い換えれば気分変調性障害による限界を学ぶということでもあります。たとえば今、気楽に「ノー」を言えるようになる、というのは、ありえない話です。気分変調性障害という病気にかかっている以上、努力しても達成できないことです。「ノー」が言えない自分を責めるということは、現実の限界を全く認識していないという意味になります。こうして考えてみると、おかしなことだとわかるでしょう。

限界を認めたうえでこそ、本当に意味のある努力ができます。気分変調性障害という限界の中で努力すべきこととしては、病気の影響をよく学び、自分の感情を肯定し、治療の中で必要とされることを一つひとつ積み重ねていく、ということになるでしょう。

「愚痴を言うのは弱い証拠」？

この信念を持っている気分変調性障害の人はとても多いです。病気によるものでもありますし、身近なところにそういう姿勢の人がいたという場合も多いです。自分の気持ちは自分でコントロールすべきで、愚痴を言うのは自己抑制できない弱い人間だ、ということです。

でも、第7章でご紹介した、「役割の変化」の乗り越え方を見ていただければ、自分の気持ちを周りの人に話しながら難しい変化を乗り越えるというのは、自己コントロールのための一つのスキルだとすら言えることです。それができないために病気になったり面倒な状況を招いたりしている人がどれほど多いかということを考えると、「愚痴」はむしろ言うべきだと言えるでしょう。

そもそも、「愚痴」というのも価値判断を含む変な言葉です。人に話を聴いてもらうときには、その目的を明らかにするのもよいやり方です。「今、適応するのが難しい変化に直面しているから、乗り越えられるように、ちょっと話を聴いてくれる？」というふうに頼めば、「愚痴を言う弱い人」とは思われないはずです。それでも嫌がる人には、そもそも話してもろくなことはないでしょう。

自分の気持ちは安全な環境で聴いてもらうことが重要だからです。

また、私の臨床経験からは、「愚痴を言うのは弱い証拠」と言っていたような人ほど、その後のちょっとした変化でバランスを崩して病気になる、という印象があります。「〝**愚痴を言うのは弱い証拠**〟**と言うのは弱い証拠**」**というところが、案外本当のところなのではないでしょうか**。人に支えてもらいながら困難を乗り越えていく、というのはまちがいなく一つの力です。弱さどころか、ぜひ身につけていきたい力なのです。

「働かざる者食うべからず」？

気分変調性障害の人は二重うつ病になりやすく、ほかの併存障害を持っていることも多いため、働けない時期も少なくありません。精神科の患者さんは全般に、働けていない自分を責める傾向にありますが、気分変調性障害の人は特に自分が病気だということを認めにくいため、働けていない自分を「病気だからしかたない」とはなかなか思えないものなのです。

そんな気持ちと共鳴してしまうのが、「働かざる者食うべからず」という考え方です。ただでさえ自分に厳しい気分変調性障害の人にとって、これほどアピールする思想はないでしょう。「働いていない自分は、生きている価値などないのだ」と容易に思ってしまいます。

そのような信念を堅く持っている方には、もちろん、病気としての気分変調性障害についてよく学んでもらいます。「働いていない」のではなく「働けない」のだ、と理解してもらうのです。そのうえでもまだ、「でも、誰でも困難を乗り越えて働いているわけだから……」と言う人に対しては、私は、「ご家族やお友達が病気で働けなくなっても、同じように言いますか？」と尋ねることが多いです。家族や友人が病気で働けなくなったときに「働かざる者食うべからず」などと冷たく宣告できる人はまずいません。気分変調性障害の人も、びっくりした様子で、「まさか」と答えます。他人にそう言うことがどれほど冷酷かということを考えれば、自らに「働かざる者食うべからず」という考えを強いていることが同じく冷酷であることがわかります。そんなふうに自分をいじめていたら、治る病気も治らなくなりますし、容易に二重うつ病になってしまいます。

人間には、健康問題も含めていろいろな事情があるのであり、それがわかっているからこそ、福祉制度をはじめ、いろいろな仕組みが社会には存在しているのです。気分変調性障害の人にそういうことを言うと、「それは本当に困っている人たちのものであって、私はちがいます」と言うことが多いです。これも、同じように仕事ができなくなった家族や友人に同じことを言うか、という観点から尋ねると、「それは本当に困っている人たちのためのものであって、あなたはちがいます」という言葉の無慈悲な響きがわかります。そんなふうに、自分が慢性的に自分をいじめ続けているということに気づいていってもらいます。

「ポジティブ思考!」?

何事も前向きに、ポジティブに、という「ポジティブ思考」は、以前に比べれば「何かしら問題がある」ということを感じる人も多くなりましたが、気分変調性障害の人は今でも巻きこまれることが多いものです。

ポジティブに考えることそのものは悪いことではありませんが、「何事も」ということになると、人間の現実とのずれが問題になってきます。106ページでも書きましたが、ネガティブな感情も、人間には自己防御能力として備わったものです。ある状況においてネガティブな感情を感じることには、意味があるのです。それを「何事も」ということにしてしまうと、人間の現実を否定してしまうことになり、ポジティブになれない自分を責めるなど、新たなストレスを生み出すことになってしまいます。**本当のポジティブ思考を目指すのであれば、ネガティブな気持ちになっているということも含めて自分をポジティブに受け入れる形のほうがずっと健康だと思います。**

また、気分変調性障害のときには、病気の症状としてネガティブ思考でいっぱいになります。そういう状況の人に対して「何事もポジティブに」と言うことは、まるで、ひどい頭痛が出る病気の人に対して、「頭痛など感じないように」と言っているのと同じくらいひどいことなのです。これもまた、気分変調性障害にかかっている存在そのものをポジティブに受け入れる、つまり、「気分変調性障害のときにはネガティブに考えてあたりまえだよね」という姿勢でいる方がはるかに前向きです。

ポジティブ思考そのものが現実に合わないということも問題なのですが、もう一つの問題として、ポジティブ思考を支持している人たちは、他人にもそれを強要する傾向にある、ということがあります。

——症例

タカナさんはしばしば不調になっていましたが、何か思いあたることがあるかと聞いても「特にありません」と答えていました。しかし、不調になった当日や前日のできごとを詳しく聞いていくと、「ある友人と会う度に気持ちが落ちこむ」というパターンがあることがわかりました。その友人は、タカナさんがネガティブなことを言う度に、「どうしてそんなにネガティブなの？　どうしてそんなにセルフ・イメージが低いの？　そんなことだと、できることもできなくなるし、世の中からどんどん取り残されちゃうよ！」とハッパをかけてくるのです。タカナさんは、そう言われると、「本当にそうだ」と思い、落ちこんでしまいます。そして、友人の言うとおりにしたいけれどもできない自分は本当にだめな人間だと思い、絶望的になるのです。

友人と会うと不調になる、というパターンがわかったため、この状況にどう取り組むかを話し合っていきました。まず、ネガティブに考えるのは、そのほとんどが気分変調性障害という病気のせいであることを確認しました。そして、そんな自分を誰よりも問題だと思っているのはタカナさん自身であるということも確認しました。ですから、「どうして？」とハッパをかけられることは何らかのプラスにつながるわけではなく、自分ができていないことをさらに強調されることになり、調子が悪くなって当然だ、ということも確認しました。

そのうえで、この友人との関係をどうしたいかを考えてみました。本当は、近寄らないのが一番安全そうでしたが、タカナさんにとって大切な別の友人も一緒に会う習慣があるため、簡単に関係を絶つことはできないようでした。

✤　✤　✤

他人との関係をどうするかを考えるうえでは、役割期待の考え方が役に立ちます。自分は相手との間にどのような関係性を期待するか、ということを整理するのです。本当に親しくしたいのであれば、こちらの事情はできるだけ正直に打ち明けたほうがよいでしょう。気分変調性障害という病気にかかっていることも伝え、その治療で必要とされていることに協力してもらうよう頼むのです。しかし、ある部分の関係だけでよいというのであれば、その部分に必要な情報だけを提供すればよいということになります。

——症例

タカナさんに、その友人との関係性をどうしたいかを考えてもらいました。結論としては、決して親しくしたいわけではなく、たまに会ったときだけうまくやれればよい、ということでした。そこで、その友人の前ではネガティブなことを言わない、ということにしてみました。病気について打ち明けるということも考えたのですが、そこにも「ポジティブ思考」で突っこんでこられたら自分は耐えられないだろう、とタカナさんは言いました。それほどのリスクを冒す価値のある相手ではないので、会ったときには表面的な会話をすればよい、ということになりました。そして、できるだけ二人で話しこまないようにすることも決まりました。

タカナさんの作戦は成功し、その後、その友人から受け取るストレスはぐっと減りました。それと同時に、大切な友人の方には、病気のことを少しずつ打ち明け始めました。

✤　✤　✤

タカナさんがやったような「人間関係の序列づけ」のようなことは、一般に、気分変調性障害の人が苦手とすることです。重要な人には全てを話し、そうではない人には表面的なつきあいだけをする、というようなメリハリは、人間として不誠実なことだと思っている人も多いのです。ですから、すべての人によい顔をみせようとして必死で生きています。

しかし、これは不誠実なことでも傲慢なことでもなく、単に、そのときの相手の状態に合わせた役割期待の設定ということになります。タカナさんの友人は目下、「ポジティブ思考」で頭がいっぱいになっており、それが合わない人を思いやる余裕がないのです。そんな状態に合わせてつきあい方を考えた、というだけのことです。結果としてタカナさんは友人と会ったあとの不調を克服することができましたし、その友人に対する苦手意識すら少し減ったのです。

「すきま時間は活用すべき」？

最近の傾向の一つとして、「すきま時間の活用」「常にスキルアップ」など、あらゆる時間的空間を利用して自己を向上させよう、というような風潮があるように感じます。健康な人でも、ボーッとすごす時間に罪悪感を抱くような傾向があり、もともと具体的な問題があったわけでもないのにだんだんとうつ病に向かってしまうことすらあります。気分変調性障害の人にとって、これはもちろん危険な風潮です。ただでさえ、自分は何かすべき努力を怠っているのではないか、という気持ちを持っているのですから、そこを直撃するようなものなのです。

そのような考え方に翻弄されそうになったときに必ず思い出していただきたいのは、「気分変調性障害の人は、ふつうに暮らしているだけでも努力しすぎているくらいだ」ということです。本来は病気なのですから、病気にエネルギーを使っている分、通常の生活では休息が必要なのです。それなのに、多くのケースで、病気であることを隠して「ふつう」に暮らしているわけですから、すでに働きすぎです。**必要なのは、むしろ「もっとすきま時間を増やすこと」です。**二重うつ病になっている人に至っては、さらに強く意識して、「何もしないこと」に専念する必要があります。

特に重要なのは、頭を忙しくしないことです。軽い散歩などはうつ病の治療にプラスの側面もあるのですが、頭の中を忙しくすることには何のプラスもありません。「何かしなければ」という思いに駆られたときにすべきことは、「何かをすること」ではなく、「いや、今は何もしないことが仕事なのだ」と思い出し、頭にも「しばらくボーッとしていなさい」と命じるようにしてください。

◆　◆　◆

以上に取り上げたもの以外にも、伝統的な日本の教育姿勢に見られがちなものは全般に、「気分変調性障害の治療の足を引っ張る考え方」であると言えます。「自分よりも他人にゆずりなさい」「弱音を吐かずにがんばりなさい」「自己主張するのはわがままだということ」「少々苦しくても我慢して何かを達成しなさい」「みんなが自分の気持ちばかり考えていたら、世の中は秩序がなくなる」…など、いずれも、気分変調性障害を悪くする考え方です。詳細な教育論は本書の目的ではないので省略しますが、少なくともここでご理解いただきたいのは、教育とは、教育される側に合ったものでなければ意味がないばかりか有害にすらなりうる、ということです。「自己主張するのはわがままだということ」という考えは、ごく一部の人には役に立つかもしれないけれども、自己主張できるようになることが課題である気分変調性障害の人には有害なものです。本当は、「自己主張というものを、さまざまな側面から見てみよう」というような教育が望ましいと思いますが、そのような教育を受けてきた人はあまりいませんから、気分変調性障害の治療においては、そういう一つひとつの教育体験をひもといていく作業も必要になることが多いです。

第9章　身近な人にお願いしたいこと

「医学モデル」を支える

私が気分変調性障害の方のご家族によくお願いするのは、「ご家族に、治療をきちんと見張ってくださる方が必要です」ということです。「見張る」という言葉は穏やかではないかもしれませんが、そのくらいの強い覚悟を持って、気分変調性障害の治療をやり遂げてほしいのです。気分変調性障害という病気の性質上、患者さんは必ずと言ってよいくらい自分の治療を後回しにしますし、ちょっと気を抜くとすぐに「やっぱり私の場合は病気ではない」という従来のパターンに戻ってしまいます。ですから、たとえば毎週の予約日にちゃんと通院しているか、そこで必要とされていることに取り組んでいるか、つまり「病者の役割」をきちんと果たしているか、ということを誰かが見ている必要があります。もちろん治療者も見ていますが、治療はよほどの場合でなければ強制できないものであって（患者さんにはほかのタイプの治療を受ける権利もあるのです）、やはり患者さんサイドが治療への意欲を持ち続ける必要があります。そして、気分変調性障害という病気の特徴からは、その役割を患者さん一人に負わせることは現実的ではなく、誰か身近な人が同時に担っていただく必要があるのです。

これは、「医学モデル」を徹底的に支えるということになります（「医学モデル」については、87ページでご説明しました）。気分変調性障害の方が通院をやめてしまったときに、よく身近な方たちに見られる反応は、「まあ、合わなかったんでしょう」「本人にやる気がなければしかたがないし…」というような穏やかなものです。しかし、これが身体の病気だとしたらどうでしょうか。治療をすれば治る、でも治療をしなければ命にも関わる、あるいは身体に障害が残る、というような病気にかかっていて、本人がある日通院をやめてしまったときにも、「まあ、合わなかったんでしょう」とあっさり諦めるものでしょうか。そんなことはありませんね。何としてでも本人を説得して、場合によっては「家族のことを考えて」と泣き落としでもして、通院を再開させようとするでしょう。

気分変調性障害も、病気という意味では全く同じです。そして、治療をすれば治る、治療をしなければ命にも関わる、あるいは障害が残る、という点でも全く同じです。気分変調性障害は自殺と無縁の病気ではありませんし、未治療のままではどれほど人生に障害を残すかということは、これまで見てきた通りです。

身体の病気の治療を受けさせようとする家族の熱意が患者さんに伝わるのと同じように、「まあ、合わなかったんでしょう」「本人にやる気がなければしかたがないし…」という家族の軽い認識は患者さんに伝わります。そして、結果として「やっぱり病気などではなく、自分で何とかしなければならない問題なんだ」というメッセージになってしまうのです。

患者さんが気分変調性障害と診断されるまでのご家族は、ほとんどの場合、患者さんと同じように、病気と人格を混同しているものです。これは、気分変調性障害という病気が知られていない以上、しかたのないことです。むしろ第8章で述べたような、気分変調性障害の治療の足を引っ張る考え方を率先して示してきたかもしれません。

しかし、気分変調性障害を治すためには、ご家族はきっぱりと考え方を改める必要があります。本書に書かれていることをよく理解し、病気と人格の区別をする役割を積極的に担っていくことが必要なのです。患者さんは、本書の内容を頭で理解することはできても、心から納得することができません。それは、気分変調性障害がそういう病気だからです。何事も「自分をいじめるような形」でしかとらえることができない病気にかかっていたら、頭で理解した内容を積極的に適用していこうという姿勢になれるわけがありません。

そこに、ご家族の出番があります。「やっぱり自分の場合は病気ではなく人間としての資質の問題なのではないか」とぐらぐらする患者さんに対して、ご家族は毅然とした態度で、「病気の症状なのだ」ということを言ってあげていただきたいのです。たとえば、「ここでがんばれない自分は本当に弱い人間だと思う」と患者さんが言ったら、「誰だって、こんな状況で続けていくのは無理。

特にあなたはうつ病なのだから、さらに難しい。そのことを〝弱い人間〟と感じるのは、気分変調性障害の症状」と言ってあげていただきたいのです。また、治療についても本人は「治療を受けても意味がないような気がする」と言うかもしれませんが、「それは気分変調性障害のときには当然の感じ方。意味があると思わなくてもとにかく治療を受けてほしい」と言ってあげてください。「治療を受ける以上は、前向きに取り組まなければいけない」と思いこんでいる患者さんは案外多いものだからです。

以上のことは、気分変調性障害についてよく学んでいて、かつ、本人ではない人にしかできないことです。まさに、ご家族の出番です（なお、気分変調性障害という言葉は日常会話で使いにくいですから、「気分変調症」「慢性のうつ病」という言葉でもよいと思います）。

ほめてあげるときには

さて、ここまでは理解できたという方でも陥りやすいパターンがあります。それは、本人が苦しみながら何かを達成したときに、その結果をほめてしまうということです。今では「ほめて育てるのはよいこと」という情報も前よりは普及していますし、それ自体はすばらしいことなのですが、心の病を持つ人に対しては、「何をほめるか」というところにも配慮することが必要です。

健康な人であれば、苦労した結果達成したことをほめられると、自分の努力をほめられたと感じるものです。健康な人にとって、努力と結果は一体のものだからです。ですから何のマイナスもないことが多いでしょう。しかし、気分変調性障害の人は、だめな自分に気づかれないようにと必死の思いで努力をするわけですから、努力したプロセスを隠したがるのです。そして、その結果をほめられると、まさに「結果」をほめられたというところだけしか目に入らず、「次も同じような結果を出さなければ」「絶対に失敗できない」とプレッシャーを感じてしまいます。そして、その結果を出すための想像を絶する努力を考えて、疲れ果ててしまうのです。

気分変調性障害の人は総じてほめられることが苦手です。プレッシャーを感じることもあれば、「自分はほめられるような人間ではないのに」「本当の自分を知られたら幻滅されてしまう」などという不安を感じることもあります。しかし、だからと言って、気分変調性障害の人をほめてはいけないということはありません。全くほめないと、「このくらいできて当然だと思われているんだ」と思ってしまい、ますますプレッシャーを感じることにもなりかねないからです。

ではどのようにほめるかというと、「こんなに苦しい病気を抱えているのにがんばっている」ということをほめるのです。これは事実にほかなりませんし、本人の努力をもっとも正確に評価することになります。「がんばる」という言葉を聞くと、「あれ？　うつ病の人にがんばれと言ってはいけないのでは？」と思われるかもしれません。もちろん、「がんばれ」とは言わないでいただきたいのですが、それは、本人はもう十分がんばっているからなのです。うつ病という病気を持ちながらただ毎日をすごすだけでも、かなりのがんばりを必要とすることです。そこに「がんばれ」と言ってしまうと、「がんばりが足りない」という意味になってしまい、病気を悪くすることになります。

一方「がんばっている」ということを認めるのは、全く逆の意味になりますので、本人を追いつめることなく、「わかってくれているんだ」という安心を生みます。**「うつ病で気力が低下しているのに、よくがんばった」と言ってあげたり、「自信を感じられない病気にかかっているのに、よく成し遂げた」と言ってあげたりするとよいでしょう。**このような会話一つひとつによって、病気と人格を区別するという課題が着実に達成されていき、治療的な効果があります。そして、こうやってほめるのは、「お疲れさま」と相手の労苦をねぎらうためであって、さらにがんばらせるためではない、ということも明確にします。ほめたあとには必ず、「すでに十分すぎるほどがんばったのだから、ここからは休み方も学ばなければね」などと言ってあげましょう。

病気の症状を見つける

ご家族にぜひお願いしたいことは、気分変調性障害の症状を見つけるということです。これは、不眠や食欲のことではなく、病気と人格を区別するというテーマに関することです。

「どうして○○と考えられないの？」というところから、「××と考えてしまうのは、病気の症状なのね」というところにシフトするのです。そして、そのようなネガティブな感じ方しかできないということがどれほど辛いことかを認めましょう。「どうして○○と考えられないの？」と聞くことは、とても残酷なことです。◯◯と考えられないことで誰よりも辛い思いをしているのは本人だからです。そして、◯◯と考えられない自分を誰よりも責めているのは、本人です。

「どうして◯◯と考えられないのだろう」「◯◯と考えたほうがずっと楽なのに」と思ったときには、そうできない病気であること、そして、そうできない自分を本人は責めているのだということを思い出しましょう。そして、それを本人にも伝えてあげましょう。**「◯◯と考えられたらずっと楽なのに、そう考えられない病気なのね。そんな病気でいることはどれほど辛いことでしょう」と言ってあげるのです。**これは共感的であると同時に教育的で、いずれも治療効果につながります。

専門家でないご家族が気分変調性障害の症状を見つけるのは難しいと思われるかもしれませんが、こんなふうに、「どうして◯◯と考えられないのだろう」と違和感を覚えるようなときを目安にしていくと、案外見つけやすいものです。

また、話し合っているうちに本人の口数が減ってくるようなときも要注意です。気分変調性障害の人は、「正論」に弱いものです。自分には難しいと思うようなことでも、「人間はこうすべき」というニュアンスにとらえられるものは、黙って受け入れてしまうのです。たとえば、95ページでご紹介したコゴミさんは、若くして父親を亡くしたというのに、「くよくよしないで」という非人間的な要求を受け入れてしまいました。

このように「正論」を受け入れてしまうときの気分変調性障害の人の特徴として、口数が少なくなります。「ただ受け入れる」ということなので、一方通行のコミュニケーションになってしまい、やりとりがないのです。気分変調性障害の人でなければ、異議申し立てをするような状況において、気分変調性障害の人は「ただ受け入れる」ということをします。ですから、本人の口数が減っているようなときには、無理なことを受け入れているのではないかという可能性を考え、「今そう言われてどう思った？」と尋ねていくと、症状を発見することができるでしょう。

コミュニケーションを支える

「ただ受け入れる」というのも一つの例なのですが、全般に自己主張や感情表現が苦手な気分変調性障害の特徴をふまえて、ご家族はコミュニケーションを支えてあげていただきたいと思います。それは、「自己主張しなさい」「もっと感情を表現しなさい」という形でストレートに直面させるのではなく、「○○と考えているのではないの？」というふうに、本人に寄り添うような形で行っていただきたいと思います。「自己主張しなさい」と直面させると、気分変調性障害の人は、「自己主張できないだめな自分」に直面してしまいます。そして、いつもの悪循環が始まるのです。これでは病気を悪くしてしまいます。

そうではなく、「こういうときには自己主張したほうがよいと思うけれども、うつ病だから、自己主張なんてとんでもないと感じているんじゃないの？」と聞いてあげれば、「この場は自己主張してよい状況」ということと「自己主張を難しいと感じるのは病気の症状」ということが同時に伝わります。また、自分が理解されているという安心感ももたらすでしょう。そのうえで、「今、どんな苦しさを感じている？」「どんなふうになったら、もう少し楽になると思う？」と、自己主張を手伝ってあげましょう。

また、何であれ、本人から感情が表現されたら、必ず「そう感じるでしょうね」「よく教えてくれたね」と肯定してください。感情を尊重するというのは、気分変調性障害の治療における重要なテーマです。気分変調性障害の人にとって、自分の感情を表現することがどれほど大変なことかをよく認識しておかないと、せっかくの回復に向けての芽をつぶすことにもなりかねません。

そもそも、**どんな感情であれ、本人が感じた以上は「適切な感情」であることは常に事実です。**105ページで述べたような感情の役割を考えれば、不適切な感情などないのです。気分変調性障害の最中に、健康な人ならプレッシャーを感じないような状況でプレッシャーを感じるのも、適切な感情です。それは、その人が気分変調性障害に特有の物事のとらえかたをしているという証拠でもあります。また、どんな病気が介在しているとしても、本人が「プレッシャーを感じている」ということは事実であり、それを不適切だと決めつけたところで本人のプレッシャーがなくなるわけではありません。

コミュニケーションについてもう一つお願いしたいことは、できるだけわかりやすいコミュニケーションをするということです。気分変調性障害の人は基本的に何でも「自分をいじめるような形」でとらえますので、あいまいなコミュニケーションは全て曲解され患者さんを苦しめると思っていただいてよいくらいです。ご家族も人間ですから不機嫌なときもあるでしょうが、そんなときには「○○でイライラしているだけで、あなたに怒っているわけではないのよ」とはっきり伝えてあげてください。

「発達上の課題」と病気の症状を区別する

これは人格と病気を区別するということでもあるのですが、「このくらいの歳であればできて当然のこと」と、「病気のためにできないこと」を同じ次元で考えないようにお願いします。本来は病気のせいでできなくなっていることなのに、患者さんは「このくらいの歳であればできて当然のことができない」と自分を責めています。それに対してご家族が毅然とした態度をとらないと、患者さんは「やっぱり」と確信を強めてしまうのです。

――症例

二十代のセリさんは、二重うつ病になってしまい、アルバイトを続けていることが相当の負担になったため、ドクターストップをかけることになりました。本人も「そのほうが楽になると思う」と認めました。家族も理解を示し、経済的にも問題のないことが確認されました。

そうは言っても気分変調性障害の人にとって「アルバイトをやめる」ということは決して簡単な

ことではありません。全般に「ノー」を言うことがとても難しいのです。「アルバイトをやめる」ということは、自分を雇用している職場に対して「ノー」を言うということですし、まちがいなく「波風を立てる」ことですから、気分変調性障害の人にとっては、非常に難しいことです。さらに、セリさんは現在大うつ病にもかかっていますから、症状としての罪悪感が一段と強くなっています。こんな状況でアルバイトをやめるという話をするのは、まず無理でしょう。

そこで、セリさんの母親からアルバイト先に話してもらうことにしました。最初、セリさんの母親は難色を示しました。「娘ももう成人していますし、親が出て行くというのはどうも……」ということでした。そこで、私からは「セリさんが健康であれば、その考え方は正しいでしょう。でも、もしもセリさんが急に手術が必要な病気にかかって入院してしまったら、それでも親は出て行かないのでしょうか」と尋ねると、「まさか」という返事でした。うつ病の人にとって、アルバイトをやめるという話をするのは、病気の性質から言っても大変難しい話で、それを待っていたら本当に命にも関わるかもしれず、そういう意味では、手術が必要な病気にかかって入院したときと同じような頭で考える必要があるのだ、ということを説明しました。

セリさんの母親はようやく納得し、アルバイト先に話してくれました。セリさんはホッとすると同時に、「母親に言わせるなんて」という恥ずかしさも抱えていましたが、母親が「そんなこと言ったって、病気なんだからしかたがないでしょう」と言い続けてくれたので、セリさんはだんだんと現状を受け入れることができるようになり、休養しながら大うつ病の治療に専念することができました。

✤　✤　✤

回復のプロセスを支える

気分変調性障害が治ってくる過程では、それまで認識されていなかった不満が認識されるようになることが多いものです。それまで強固に抑えつけられていた、人間らしい気持ちが感じられるようになるのですから、これはとても喜ばしい変化です。

ところが、これが回復のプロセスそのものであり喜ぶべきことだという理解がないと、周りの人たちはネガティブな反応をしてしまいます。どんな人間にとっても、自分に対して不満を抱かれるというのは基本的に嬉しいことではありませんから、ついつい感情的に反応してしまったりするのです。また、それまでの人間関係のバランスが崩れて、全体的に混乱が起こったりすることもあります。それまでの人間関係は、患者さんが気分変調性障害という病気を維持しているという条件のもとにバランスがとれていたからです。回復のためには、このバランスを崩すことが必要であるのは言うまでもありませんが、バランスが変化するときには、何らかの違和感や不協和音をともなうものです。

そんな様子を見ると、ようやく回復し始めた患者さんは、「自分が周りに迷惑をかけている」と、もとのパターンにすぐに戻ろうとしてしまいます。自分が他人への不満を感じて、それを表現するなどという罪深いことをしたので周りに迷惑をかけている、と思うのです。

――症例

専門学校生のマコモさんは、気分変調性障害の治療の中で、だんだんと、高校生の妹に対する不満を感じるようになってきました。小さい頃からおとなしく、中学時代からは気分変調性障害を患ってきたマコモさんは、家の中で自己主張することもほとんどありませんでした。妹はマイペース型で、家の中でのびのびとふるまっていました。マコモさんは、あらゆることを妹に譲ってきました。まるで妹が主で、マコモさんはその邪魔にならないように遠慮してひっそりと暮らす、というような様子でした。

治療が進み、自分の感情を感じられるようになってくると、マコモさんは、妹がリビングを散らかしたり、脱衣所を水浸しにしたりすることへの不満が募ってくるのを感じました。本当はそういうことがずっと嫌だったのだけれども、我慢すべきだと思ってきたのです。マコモさんは、悩んだ挙げ句、母親に話してみました。母親は、「ママも嫌だと思っているのよ」と言いながらも、「まあ、あの子はああいう子だから、大目に見てやって。でも本当にあんなにだらしがなくて、お嫁に行けるのかしらね」と言いました。

マコモさんはそれを聞いて、やっぱり自分に寛大さが足りないのだ、と落ちこんでしまいました。

そして、こんなにつまらないことを訴えて、母親にあきれられたのではないか、あるいは、姉が妹の悪口を言うなんて、母親を追いつめてしまったのではないか、などと悩み続けることになりました。

妹への不満を語らなくなったマコモさんに不自然さを感じた私は、マコモさんと母親の両方から話を聞き、状況を理解しました。そして、マコモさんが、妹への不満を感じて表現した、というところに回復の兆しを感じて喜んでほしいと母親に改めて伝えました。また、結果はどうなるにせよ、せっかく表現されたマコモさんの感情に添って母親も動いてみてほしいと頼みました。

母親は、本当はマコモさんから相談を受けて嬉しかったこと（今まではそんなことがなかったので）、でも妹のしつけに失敗したのは自分自身なのでつい妹の肩を持つような言い方をしてしまったことを教えてくれました。そして、自分の対応が不適切だったということがよくわかったので、改めて母親から妹に、公共の場の使い方に配慮してほしいと伝えてみる、と言ってくれました。

一回言われたくらいで妹の行動がどう変わるかはわかりませんでしたが、マコモさんは、自分の感情表現を母親が前向きに受け止めて、妹に伝えるという形で肯定してくれたことで、大きく安心しました。そして、これからもこういう不満を伝えてほしい、と母親から言われて、回復への道筋が少し見えたような気がしました。

✤　✤　✤

誰よりも苦しいのは患者本人であることを忘れない

おそらく、気分変調性障害の患者さんの周囲にいる人たちにとってもっとも重要な仕事がこれだと思います。気分変調性障害の症状を持って生きていくことが、健康な人の想像をはるかに超える辛さだということを認識するということです。本書をお読みいただいて、その一端をわかっていただけたと思います。

気分変調性障害の人と接していると、ときにはイライラすることもあります。たとえば、「こんな不利な話は断らなければだめだ」とか、「こんな虐待的な相手とは別れなければだめだ」など、本人のためを思って一生懸命説得し、本人もその場では「わかった」と言ったのに、結局は行動を変えない、というのはよくあることです。「あれほど説得したのに、なぜ?」と問いただすと、まるで人ごとのように「やっぱり相手に悪いから」と言われてしまう、というような状況に直面すると、「いったい誰のために考えてやったと思っているんだ!」「私を馬鹿にしているのか!」と怒りすら感じることもあるでしょう。

こういう感じ方は決して異常ではないのですが、気分変調性障害の人に対して何らかのいらだちを感じてしまうときには、本人の抱える苦しさへの認識が抜け落ちてしまったのだ、と気づいてみてください。気分変調性障害の人が毎日絡《から》みつかれている暗く重い足かせのようなものを考えれば、「わかった」からと言って行動を変えるのは容易なことではありません。**頭で納得すれば実行でき**

るはず、というのは気分変調性障害を考慮に入れていない考え方なのだということを忘れずにいたいものです。

気分変調性障害の治療が成功するかどうかは、身近な人たちが、「気分変調性障害は病気だ」という意識をどれだけ一貫して持ち続けられるか、というところにかかってきます。そして、どれほど本人が「わざと」やっているように見えることでも、病気の足かせの中でそうせざるを得ないことなのであり、誰よりも苦しいのは本人なのだ、という認識は何よりも重要だと思います。これは、だらだらと怠けて歩いているように見える人が、実は身体の病気にかかっていて、全身のだるさと息切れの中で精一杯歩いている、という状況に似ています。その人を見て、「もっと早く歩けないのだろうか」と周りが不満に感じるとき、歩いている本人は耐えられないほどの苦しさを抱えつつ、「どうして自分はもっと早く歩けないのだろうか」と思っているものなのです。気分変調性障害の人の身近にいて何らかのストレスを感じるとき、本人はそれよりも大きなストレスを感じているのだ、ということをぜひ忘れないようにしてください。そのことでご自分のストレスも軽くなると思います。

第10章　気分変調性障害が治るということ

気分変調性障害からの回復のイメージとは

本書では主に、気分変調性障害が対人関係パターンに与えている影響を見てきました。読者のみなさんは、病気がどのような影響を与えているかはわかったが、ではそこからどうやって治っていったらよいのか、と思われているかもしれません。

実際には、本書で述べたようなことが、気分変調性障害に対する対人関係療法の大部分です。病気が自分に及ぼしている影響を知ることがなぜ治療になるのかを少しご説明しましょう。

本書で繰り返し述べてきたように、気分変調性障害には独特の悪循環があります。病気の症状による感じ方を、「自分がだめな人間である証拠」「事態が絶望的である証拠」ととらえ、それがますますストレスを強めます。この悪循環がひどくなると、二重うつ病にもつながっていきます。

逆に、病気の症状による感じ方を、「これは病気の症状であって、自分という人間とは関係ないのだ」と知ることができると、悪循環に陥らないばかりか、「病気の症状を客観的に見つめて対処する自分」という新たな視点が生まれます。すると、うつ病のときに典型的に感じる無力感や絶望感からの解放につながるのです。どういうことかというと、うつ病のときの無力感や絶望感は、病気の症状であると同時に、そこに巻きこまれてしまうことによってますます無力感や絶望感が強まるという構造があります。うつ病がひどいときの感じ方は、「自分にはどうすることもできない」「事態がよくなるとは全く思えない」というものです。これに対して、「病気の症状を客観的に見つめて対処する自分」は、「何かができる自分」ですし、「事態が治療可能な病気の症状によるものだと知っている自分」です。

ですから、何が病気の症状によるものなのかを確認する作業の一つひとつが、自分の力を感じるプロセスにつながるのです。

——症例

ミズナさんは、対人関係療法の中で繰り返し「それが病気による感じ方だということが、わかりますか」と確認され続ける中で、だんだんとその考え方になじんできました。ある日、待ち合わせをしていた友人が現れず、電話をしてみたところ悪びれずにドタキャンされる、ということが起こりました。その友人はこれまでもミズナさんをそうやって振り回してきていました。それまでのミズナさんは、そんな目にあっても、「大人なんだから、このくらいのことは大目に見なければ。人それぞれ事情があるのだし」と自分に言い聞かせ、我慢してきました。その根底には、「こんな自分と会おうとしてくれる貴重な友人なのだから」という気持ちもありました。

今回も、はじめはそのように考えました。しかし、自分が不満に思っていることを感じ、「自分は相当ひどい目に遭っている」ということに気づくことができました。そして、これが自分でない他人に対して行われたことだったらどうだっただろうか、ということを考えてみると、かなり失礼な扱いだということがわかりました。その失礼を失礼として感じられないのが、気分変調性障害の症状なのだということにも気づくことができました。

この友人に振り回される度に自分はこうやって自らにストレスを加えてきたのだな、と考えると、パターンを変えようと思うことができました。そして、どのようにすればパターンを変えられるのだろうか、ということを受診時に相談してきました。まずはここまでの進歩を喜び、そのうえで、「役割期待のずれ」としてこの問題を考えることにしました。

相手が約束についてルーズな人だということも明らかだったので、単に約束を守ってもらうということだけを期待していてもうまくいきそうもありませんでした。そこで、今後は、待ち合わせの当日にミズナさんが確認のメールを送ること、ミズナさんは待つ時間を三〇分間と決め、相手が現れなければ帰ること、同じようなドタキャンがもう一度あったら、この友人とは今後待ち合わせをやめることにしました。

ミズナさんは「でも相手には相手の事情もあるのだろうし」と言いましたが、それはその通りだけれども、ミズナさんにもミズナさんの事情があるわけであって、相手の事情を優先させる正当な理由はないこと、特にミズナさんは病気を持っているのだから、どちらかというとミズナさんの事情が優先されることを確認しました。また、そうやって我慢していくことによって、結果として相手への苦手意識が増えていることにも注目しました。我慢をやめたほうが、苦手意識が増殖しないですむでしょう。そして、もしもこの友人との待ち合わせを当面はやめることになったとしても、人間関係は相性であって、相手の事情がミズナさんの事情に合うときがきたら、また友人づきあいすることができるだろう、ということを納得することができました。

✤　✤　✤

この経過のポイントは、待ち合わせについての細かな取り決めにあるのではありません。このような取り決めは、誰もが思いつくレベルのことですが、ミズナさんが治療を受けていない状態で、もしも誰かがそのようなアドバイスをしたとしても、ミズナさんは受け入れることができなかったでしょう。それは気分変調性障害の症状による感じ方を現実だと信じていたからです。ここが気分変調性障害の治療のポイントです。多くの人が、「気楽に考えたら」などといろいろなアドバイスを受けているのですが、未治療の状態ではそれらが素直に受け入れられることはまずありません。そもそも、「気楽」ということがどういうことかわからない、という人もいますし、結論としては、「気楽に考えられない自分はだめな人間だ」というおなじみのところに行き着いてしまうことが多いものです。

しかし、治療の中で、気分変調性障害がどういう病気で、自分への影響がどのような構造になっているのかをじっくりと学ぶことができると、新たなアイディアを受け入れる準備ができてきます。ミズナさんもそうなって初めて、「どうしたらよいだろうか」ということを治療の中で相談してきたのです。

こうして見るとわかるように、気分変調性障害の治療の大部分が、病気についてよく知るということなのです。

症状の「見つけ上手」になる

薬物療法がとてもよく効く人は別として、多くの人が、まだまだ当分は気分変調性障害の症状と共に生きていくことになります。そのことについては絶望する必要もなく、いずれよくなるものですし、仮に何らかの症状が残るとしても、それが症状にすぎないということを知って、振り回されないようにしていけば、怖れる必要のない病気です。また、薬物療法がとてもよく効いた人でも、今後の再発を防止するという意味で、「また症状が出てきたとしても大丈夫」という姿勢は持っておきたいものです。

気分変調性障害の症状と共に生きて行くにあたってもっとも重要なのは、何が症状なのかを認識していくことです。先ほどのミズナさんのように、相手に誠意のないドタキャンをされてもなお「大目に見なければ」と思うようなときには、そうやって自分をいじめるような形で事態をとらえる感じ方が気分変調性障害の症状なのだと気づくということです。

そのときの目安としては、「自分をいじめるような形」のものはすべて疑ってかかるのがよいでしょう。気分変調性障害の症状である可能性がとても高いからです。何が「自分をいじめるような形」なのかがよくわからないという人は、自分は同じことを他人に要求するだろうかということを考えてみてください。とんでもない、と思うことが多いと思います。そうであれば、それは気分変調性障害の症状であると言ってよいと思います。ミズナさんの場合も、自分が連絡もせずにドタキャンをして、相手に「大人なのだから大目に見るように」と要求することなどありえない、ということがわかりました。

なお、「自分をいじめるような形」のもの、つまり、自分に厳しいものをすべて病気の症状と考えていくように、と伝えると、「そんなことをしていたらわがままな人間になってしまう」と心配される方がいらっしゃいますが、そのような心配はまず必要ありません。気分変調性障害になるような方は、そもそもが自分に厳しい人が多いのです。これは病気が治ってからも続く傾向です。ですから、病気の影響をどれほど除外しても、わがままな人間になることなどありえない、ということはよく覚えておいていただきたいと思います。

また、「自分をいじめる」ということが、「相手に配慮する」ということではない、ということも押さえておきたいポイントです。相手に配慮するということは、相手からの役割期待をよく理解するということです。自分をいじめることとは何の関係もないのです。人間は、自分の希望を満たしてもらうことに喜びを感じるのであり、相手が自虐的になることに喜びを感じるのではありません。

こちらが自分の気持ちをわかりやすく伝えることで、相手の気持ちも伝わってくる、という側面もあるということは、118ページで触れた通りです。自虐的になって自分を閉ざしてしまうと、相手の役割期待に応えるチャンスも減る、ということもあるのです。

自分の感情を肯定する

症状を見つけていくためにも、そして進むべき道を知るためにも、自分の感情を尊重することはとても大切です。105ページでお話ししたように、感情は、その状況が自分にとってどういう意味を持つかを教えてくれるものだからです。

ミズナさんも、友人にドタキャンされたときに、自分の不満を感じ、それを認めるところからすべてが始まりました。つまり、ドタキャンされたという状況が、自分にとってよくないものだということを認識することができたのです。それまでのミズナさんは、不満を感じはしても、すぐに、「大目に見なければ」と抑制していました。自分の感情を肯定し、尊重し、それにもとづいて行動することができていなかったのです。

気分変調性障害に取り組んでいくうえでは、特にネガティブな感情に注目することが大切です。

少しでもネガティブな気持ちを感じたら、それを大切にしてください。ネガティブな感情を抑制しようとする気持ちを感じたら、それが気分変調性障害の症状なのだろうということに気づいてください。

自分がネガティブな感情、特に怒りや不満を感じるときには、何らかの「役割期待のずれ」があるときです。ですから、怒りそのものに怖れを感じるのではなく、そこにどのような役割期待のずれがあって、どうすれば解消していくのか、ということを考えてみてください。そうすれば、怒りというネガティブな感情をポジティブに活用していくことができます。

―――症　例

三十代の男性会社員セイジさんは、最近異動してきた上司から、よく休むことについて注意されました。気分変調性障害を持つセイジさんは、疲れがたまると有給休暇をとる、というパターンを作ってから職場適応がずっとよくなっていました。それまでの上司は、もっと調子が悪い頃のセイジさんを知っていたため、そんな形で職場に適応できるようになったことをむしろポジティブにとらえてくれていたのですが、新しい上司は事情も知らず、ただ「休みすぎる」と感じたようです。セイジさんは「自分はうつ病持ちなので、会社に迷惑をかけないように今のパターンを作ったのです」と説明しました。しかし、新しい上司は「今どき、誰でもうつ病だ。もっとしっかり健康管理しないとだめだ」と言い放ちました。

セイジさんは、上司の勢いに押されて、つい「わかりました」と言ってしまいました。そして、よいパターンを作れたと思っていい気になっていたけれども、世の中はそんなに甘くなかったのではないか、というようなネガティブな考えが頭の中をグルグルと回り始めました。

しかし同時に、「何かおかしい」という気持ちも感じていました。そこで、この「何かおかしい」という気持ちを、よく検討してみることにしたのです。

自分はかつて、今よりもはるかに職場での機能が悪かった。それは自分の病気をよく認めていなかったし、きちんと治療を受けていなかったからだ。でも、治療を受けるようになって、自分が気分変調性障害だということを学ぶ中で、今のパターンを作り上げてきたのだ。治療者だけでなく、前の上司もそれを支持してくれていたのだから、決して独りよがりな考えではないはずだ。それなのに、突然異動してきて、事情も知らないのに注意をしてきただけでなく、「今どき、誰でもうつ病だ」などという言い方は失礼ではないか。ここですんなり言うことを聞いてしまったら、また調子を崩してしまうのではないか。

以前のセイジさんだったら、上司の期待に応えようとして、次からは休みをとらなくなっていたでしょう。でも、今のセイジさんはちがいました。前の上司に相談してみたのです。すると、「彼はああいうタイプだから、前の職場でも部下の具合が悪くなったらしいよ。君の仕事は、彼に巻きこまれないようにすることだね」と教えてくれました。そこで、セイジさんの目標は、「上司の理解を得ること」から、「上司に巻きこまれないようにすること」に変わりました。

それからもセイジさんは、必要だと思うときには休みをとりました。上司からは度々注意されましたが、「すみません。気をつけてはいるんですが」という程度で、軽く流すことにしました。目的を「上司に巻きこまれないようにすること」と定めたので、ぶれずに対応することができたのです。

✤　✤　✤

病気を認めようとしない人に振り回されない

私の今までの臨床経験からは、繰り返し丁寧に説明することで、気分変調性障害が病気だということを患者さんの周りの方たちは理解してくれるようになるのがふつうです。そのように認めたほうが、事態がはるかに改善するからです。そして、「どうしてこの人はこんなにネガティブなんだろう」という不毛な疑問から解放されるほうがずっと楽だということも感じられるものです。

そうは言っても、人間はそれぞれの事情を抱えているわけですから、どうしても病気だということを認められない、という精神状態の人もいます。そんな人に対して、「どうして病気だということを認めてくれないんだろう」と思い続けると、まるで、気分変調性障害の人に対して「どうしてこの人はこんなにネガティブなんだろう」と思い続けるのと同じようなことになってしまいます。

本書を読んでほしいと頼んでみたり、よく理解している人から説明してもらったりと、できるだけのことをやってみたら、あとは「相手の領域」（１３３ページ参照）の問題として、手放すことも必要です。相手には相手のプロセスがあって、いつか病気だということを認めてくれる日が来るかもしれませんし、来ないかもしれません。重要なのは、そのような相手のプロセスに振り回されて、「気分変調性障害は病気である」という重要な事実を見失わないことです。それは、自分自身が病気を治して生活の質を上げるために不可欠なことですし、同時に、実際に病気が治れば、相手も「病気だったんだ」と認めやすくなる、という側面もあります。病気だということをどうしても認めない人の中には、「病気と認めてしまうと、すべてが取り返しのつかないことになるのではないか」という不安が強すぎる人もいるのです。そういう人に対しては、病気が治っていく過程を見せることが安心を提供することになります。

なお、これはあくまでも、相手に理解してもらうための働きかけを試みたあとの話です。最初から「どうせわかってくれないから」と諦めてしまうのとは全くちがいます。いろいろと働きかけてみることによって、相手の姿がいろいろな角度から見えてきます。実際の相手の事情や限界が見えてくるのです。これは、「自分の問題」から「相手の問題」への移行であり、「自分の限界」から「相手の限界」へのシフトなのです。こうやって、相手の問題として認めることも、気分変調性障害の治療において大きなプラスがあります。

対人関係の変化を受け入れる

気分変調性障害は特徴的な対人関係パターンを呈する病気ですから、病気が治ってくるにつれて対人関係にも変化が起こってきます。これは両方向で起こる変化で、対人関係が改善すると病気がよくなり、病気がよくなることで対人関係も変わってくるのです。典型的なのは、身近な人が病気を理解して変わってくれる中で、前よりも安心していろいろなことを言えるようになり、要望を満たしてもらえるようになる、という変化です。これはもちろん病気からの回復につながっていきます。

一方、前項でお話ししたように、相手の限界を受け入れるという変化も起こってきます。これは、何でも自分に関連づけてしまう「自虐的な自己中心」（79ページ）から解放されて相手の問題を相手の問題として見られるようになった結果であるとも言え、やはり病気の回復にともなう変化であると同時に、自分を振り回す人と距離をとることによって病気の回復を促進する変化にもなります。

このように回復と共に起こってくる変化は、受け入れることで回復が促進されるのですが、身近な人が変わってくれた、などという嬉しい変化だけでなく、受け入れにくい変化もあります。それは、「つき合う相手が変わる」ということです。

気分変調性障害の症状と「鍵と鍵穴」みたいなタイプの人がいるということを１３０ページでお話ししました。あるいは、第８章でご紹介したような、気分変調性障害の治療の足を引っ張る考え方を一方的に押しつけてくる人もいます。このような人たちとのつきあいは、気分変調性障害の症状が強い間はあまり違和感がないと思います。しかし、病気が治ってくると、さすがに違和感を感じることが増えてくるものです。「どうしてこんなにわかってくれないんだろう」と思うことも出てきます。

治療の中では、いろいろな試行錯誤をしながら、最終的に「この人は病気がひどかったときには相性がよかったけれども、今は相性がよくないんだな」ということを受け入れていくことになります。相手が恋人であれば、それは別れという形につながるでしょう。別れはどんなものでも悲しいですから、簡単に受け入れることはできず、ある程度の試行錯誤を繰り返すことはどうしても必要になりますが、気分変調性障害が治ってきて、自分の感覚を信用できるようになってくると、「やっぱりこの人といると辛い」ということがわかってくるのです。以前だったら相手の言う通りにできない自分を責めたところでしょうが、今はちがうのです。「相手が言っていることも、やはりおかしい」ということがわかるのです。

これを、具合が悪いときだけ利用して棄てた、などというふうに見る必要は全くありません。人間にはそれぞれのプロセスがあって、たまたまそれが交わるときには一緒にいる、ということを繰り返しているのです。今の自分には今の自分に合った出会いがまたあるでしょう。相手にも相手に合った出会いがあるのです。相手が失意の中で精神的ケアを求めた結果、本当に必要な誰かと出会うかもしれません。

この考え方の全てが、「自分の領域」かどうかをはっきりさせる（133ページ）ということです。自分の現状をよく知らせたうえで、相手がそれを受け入れられないのなら、そこから先は相手の領域の話です。病的な関係にとどまってしまうと、お互いにとってマイナスになってしまいます。

気分変調性障害から回復する、ということは、気分変調性障害が病気だということを、自分だけでなく、自分が関わる全ての領域において矛盾なく徹底させる、ということでもあります。気分変調性障害が病気だということを認められない人と親しくしていると、必ず矛盾が起こってくるものです。気分変調性障害は病気であるということを徹底することによって病気が治ってきた、という事実は、どれほど重く見ても重すぎないものです。気分変調性障害という病気が治る過程でも、治ったあとでも、その事実は常に最優先に認識するようにしましょう。

●おわりに――本当の「強さ」とは

気分変調性障害の人のほとんどが、自分のことを「弱い」と感じています。そして、弱い自分がこの社会で生きていくためには、弱音を吐かず、歯を食いしばっていかなければならないと思っているものです。そんな姿勢で生きていると、どんな人でも病気になってしまいます。気分変調性障害の人が二重うつ病になりやすいのも、それが大きな理由です。本人は、自分が弱いから大うつ病になるのだと感じるものですが、実際には、ストレスへの「弱さ」を作っているのは、「自分の弱さを認められない」という姿勢そのものだと言えます。

気分変調性障害から抜け出すということは、そのようなものの考え方から抜け出すということでもあります。それこそが、本当の意味で「強くなる」ことだと思います。

まず、気分変調性障害の人が自分の「弱さ」と感じているもののほとんどが、気分変調性障害の症状です。病気を病気と認めて対処していくことは「強さ」です。自分の「弱さ」と感じて恥じたり隠したりするのではなく、病気の症状としてまっすぐに対処していくことは「強さ」なのです。

また、気分変調性障害の人たちが「弱さ」と感じるものに、ネガティブな感情があります。辛い、嫌だ、不安だ、と感じる気持ちです。強い人間は、そのようなネガティブな感情とは無縁であるか、感じるとしても抑えることができると信じています。

一般に「強い」人と考えられているのは、適応力のある人でしょう。環境の変化にも柔軟に対応でき、健康を守り、社会的な機能を維持できる人です。ではどういう人が適応力のある人なのかということを考えるうえでは、第7章で述べた「役割の変化」の考え方が役立ちます。つまり、変化を多面的に見ることができ、自分の感情を否定せず、周りの人のサポートを得られる人です。これは、気分変調性障害の人が考えている「強い人」のイメージとは正反対のものです。変化をポジティブにのみ見て、ネガティブな感情は感じず、人の力を借りずにやっていくことができる、という姿が、気分変調性障害の人が考える「強い人」であることが多いものだからです。しかし、このような「強い人」は、実際には「役割の変化」におけるリスクが高いということになります。ある程度はこのような姿勢で適応できても、とても大きな変化のときにはポキッと折れてしまう人たちを多く見てきました。

ですから、気分変調性障害の治療で目指していく方向こそ、本当の強さを得る方向なのです。病気は病気と認めてまっすぐに対処し、さまざまな変化においては自分の弱さを頭に置いて柔軟に対応できる、そんな姿勢こそが強い人間だと言えるでしょう。

こうして考えてくると、気分変調性障害の治療プロセスは、「自分は弱い人間だ」と思っていたところから、自分の強さに触れることができるようになる道のりだと言えます。治療も終盤になって、「またちょっと病気が出てきてしまって」などとネガティブな考え方を笑って語る患者さんを見ると、本当に力強くなったと感じるものです。しかし、考えてみれば、患者さんは「力強くなった」のではなく、もともと強かったのです。気分変調性障害という苦しい病気と共に長年生きてきたということそのものが、その人の強さです。その力が、気分変調性障害という病気と人格が混同される中で、すっかり見えなくなっていたのです。多くの人にとって、病気と区別された人格は、大人になって初めて出会う存在です。気分変調性障害という病気に長年耐え、自分の存在を支えてきてくれた強い人格に、ぜひ治療を通して出会っていただきたいと思います。

◆ ◆ ◆

なお、本書で述べてきた対人関係療法は、まだまだどこででも受けられる治療法ではありません。そんな限界を何とかするために、本書では、私が治療の中で実際に患者さんに申し上げることのほとんどを書いたつもりです。私の患者さんも、まずは一六回の面接の中で、本書に書かれているようなことを、うるさいくらいに聞かされます。かなり頑固な気分変調性障害の方でも、さすがにそれだけうるさく言われると、「もしかしたらそうかな」と思うようになってきます。ご家族にも同時に同じことを説明していきますから、周りの頭も同じような内容になってきます。そんな状態を作ることが、治療のもっとも重要な部分なのです。ですから、本書を、できればご家族と共に、それこそうるさいくらいに繰り返し読んでいただきたいと思います。

同時に、薬を処方してもらったり、日常的に支えてもらったりする治療者も必要です。対人関係療法を専門としていなくても、本書に書かれているような気分変調性障害の理解を共有してくれる、安心できる治療者を見つけることができれば、十分だと思います。気分変調性障害に対する対人関係療法の主要なテーマである「治療による役割の変化」は、つまりは、気分変調性障害を病気としてしっかりと位置づけるということだからです。くれぐれも、気分変調性障害の症状について「考え方の問題」「気にしないように」などと言う治療者は選ばないようにしてください。

あとがき

本書は、気分変調性障害という慢性のうつ病に対する対人関係療法の考え方を紹介したものです。本文でも書きましたが、気分変調性障害に対する対人関係療法は、現時点では、有望ではあるものの、まだ大規模なデータによって支持されているわけではありません。しかし、私自身が実際に気分変調性障害の患者さんに対人関係療法を行ってきて、「この考え方は、多くの気分変調性障害の方、そしてその周りにいる方たちに、ぜひ知っていただきたい」と強く思ったことが、本書執筆の動機です。どんな治療を受けているにせよ、「知っておいて損のない考え方」だと思うのです。

思春期頃から漫然と続くうつ状態を主症状とする気分変調性障害は、「病気ではなく性格の問題ではないか」と思われることが多い病気ですが、本書は気分変調性障害を病気として扱うことに何よりも力点を置いています。ある状態を病気として扱うか扱わないかによって、どれほど世界の見え方や対人関係のあり方が変わってくるのか、そしてそれがどれほど病気からの回復に貢献するのか、ということがわかると思います（そして回復するのですから、やはりそれは病気なのです）。「何でも病気扱いするのはよくない」と忌避することが、とてももったいないことだと実感していただければ幸いです。

気分変調性障害に対する対人関係療法は、コーネル大学のジョン・C・マーコウィッツ教授が開発したものですが、マーコウィッツ教授は私にとってもっとも頼れる対人関係療法の兄貴分として、いつも質問に気軽に答えてくれます。その温かいご指導に心から感謝いたします。また、対人関係療法との出会いを与えてくださった恩師である慶應義塾大学の大野裕教授、一貫してご指導くださっている対人関係療法創始者のマーナ・M・ワイスマン教授に深謝いたします。本書で「認知行動分析システム精神療法（CBASP）」をご紹介するにあたり原稿をチェックしていただきました名古屋市立大学医学部精神・認知・行動医学分野の中野有美先生に感謝いたします。本シリーズを企画段階から支えてくださっている創元社の渡辺明美さん、編集にご尽力くださいました河田朋裕さんにも心から感謝申し上げます。

本書が気分変調性障害という病気についての実用的な知識を提供することによって、一人でも多くの方が回復の方向性を見出されますことを心から祈っております。

なお、本書で紹介した症例は、個人が特定できないように複数の症例を組み合わせてあります。

文　献

1. Akiskal HS. Dysthymic disorder: psychopathology of proposed chronic depressive subtypes. Am J Psychiatry. 1983 Jan;140(1):11-20.
2. 米国精神医学会（髙橋三郎、大野裕、染矢俊幸訳）. DSM-IV-TR 精神疾患の診断・統計マニュアル　東京 : 医学書院 ; 2003.
3. Wells KB, Burnam MA, Rogers W, Hays R, Camp P. The course of depression in adult outpatients. Results from the Medical Outcomes Study. Arch Gen Psychiatry. 1992 Oct;49(10):788-94.
4. Markowitz JC, Moran ME, Kocsis JH, Frances AJ. Prevalence and comorbidity of dysthymic disorder among psychiatric outpatients. J Affect Disord. 1992 Feb;24(2):63-71.
5. Keller MB, Klein DN, Hirschfeld RM, Kocsis JH, McCullough JP, Miller I, et al. Results of the DSM-IV mood disorders field trial. Am J Psychiatry. 1995 Jun;152(6):843-9.
6. Kovacs M, Feinberg TL, Crouse-Novak MA, Paulauskas SL, Finkelstein R. Depressive disorders in childhood. I. A longitudinal prospective study of characteristics and recovery. Arch Gen Psychiatry. 1984 Mar;41(3):229-37.
7. Kocsis JH, Frances AJ, Voss C, Mann JJ, Mason BJ, Sweeney J. Imipramine treatment for chronic depression. Arch Gen Psychiatry. 1988 Mar;45(3):253-7.
8. Kocsis JH, Frances AJ, Voss C, Mason BJ, Mann JJ, Sweeney J. Imipramine and social-vocational adjustment in chronic depression. Am J Psychiatry. 1988 Aug;145(8):997-9.
9. Kocsis JH, Friedman RA, Markowitz JC, Leon AC, Miller NL, Gniwesch L, et al. Maintenance therapy for chronic depression. A controlled clinical trial of desipramine. Arch Gen Psychiatry. 1996 Sep;53(9):769-74
10. McCullough JP. Treatment for chronic depression: cognitive behavioral analysis system of psychotherapy (CBASP)（邦訳：古川壽亮、大野裕、岡本泰昌、鈴木伸一訳. 慢性うつ病の精神療法　CBASP の理論と技法. 東京：医学書院：2005）. New York: Guilford Press; 2000.
11. Keller MB, McCullough JP, Klein DN, Arnow B, Dunner DL, Gelenberg AJ, et al. A comparison of nefazodone, the cognitive behavioral-analysis system of psychotherapy, and their combination for the treatment of chronic depression. N Engl J Med. 2000 May 18;342(20):1462-70.
12. Markowitz JC. Interpersonal psychotherapy for dysthymic disorder. Washington DC: American Psychiatric Publishing; 1998.

本書の内容の理解を深めるための参考文献

❖治療者向け

『臨床家のための対人関係療法入門ガイド』水島広子著、創元社、二〇〇九

『対人関係療法総合ガイド』M・M・ワイスマン他著／水島広子訳、岩崎学術出版社、二〇〇九

『臨床家のための対人関係療法クイックガイド』M・M・ワイスマン他著／水島広子訳、創元社、二〇〇八

Markowitz JC. Interpersonal psychotherapy for dysthymic disorder. Washington DC: American Psychiatric Publishing; 1998.

❖参考サイト

国際対人関係療法学会（ISIPT）　http://www.interpersonalpsychotherapy.org/

対人関係療法勉強会　http://www.hirokom.org/ipt/benkyo.htm

【著者紹介】

水島広子（みずしま　ひろこ）

慶應義塾大学医学部卒業・同大学院修了（医学博士）。慶應義塾大学医学部精神神経科勤務を経て、2000年6月～2005年8月、衆議院議員として児童虐待防止法の抜本改正などに取り組む。1997年に共訳『うつ病の対人関係療法』（岩崎学術出版社）を出版して以来、日本における対人関係療法の第一人者として臨床に応用するとともに普及啓発に努めている。現在は対人関係療法専門クリニック院長、慶應義塾大学医学部非常勤講師（精神神経科）、対人関係療法研究会代表世話人。

主な著書に『自分でできる対人関係療法』『対人関係療法でなおす トラウマ・PTSD』など「対人関係療法でなおす」シリーズ、『それでいい。』『新装版 トラウマの現実に向き合う――ジャッジメントを手放すということ』（いずれも創元社）、『摂食障害の不安に向き合う――対人関係療法によるアプローチ』（文庫、創元社）、『怖れを手放す――アティテューディナル・ヒーリング入門ワークショップ』（星和書店）、『拒食症・過食症を対人関係療法で治す』『「消えたい」「もう終わりにしたい」あなたへ』（いずれも紀伊國屋書店）、『「怒り」がスーッと消える本』（大和出版）、『「心がボロボロ」がスーッとラクになる本』『イライラを手放す生き方』（いずれもさくら舎）、『身近な人の「攻撃」がスーッとなくなる本』『小さなことに左右されない「本当の自信」を手に入れる9つのステップ』『自己肯定感、持っていますか？』（いずれも大和出版）、『「他人の目」が気になる人へ』（光文社知恵の森文庫）、『「毒親」の正体――精神科医の診察室から』（新潮新書）『誰と会っても疲れない「気づかい」のコツ』（日本実業出版社）『「つい感情的になってしまう」あなたへ』（河出書房新社）『「困った感情」のトリセツ――心がモヤモヤするときに読む本』（王様文庫）などがある。

ホームページ　http://www.hirokom.org/

対人関係療法《たいじんかんけいりょうほう》でなおす 気分変調性障害《きぶんへんちょうせいしょうがい》
自分《じぶん》の「うつ」は性格《せいかく》の問題《もんだい》だと思《おも》っている人《ひと》へ

2010年10月20日 第1版第1刷発行
2025年1月30日 第1版第13刷発行

著 者
水島広子

発行者
矢部敬一

装 画
勝山英幸

装丁・本文デザイン
長井究衡

編集協力
studio PINO.

発行所
株式会社創元社
https://www.sogensha.co.jp/
本社 〒541-0047 大阪市中央区淡路町4-3-6
TEL.06-6231-9010(代) FAX.06-6233-3111(代)
東京支店 〒101-0051 東京都千代田区神田神保町1-2 田辺ビル
TEL.03-6811-0662

印刷所
株式会社太洋社

©2010 Hiroko Mizushima, Printed in Japan
ISBN978-4-422-11464-4 C0311

＜検印廃止＞

落丁・乱丁のときはお取り替えいたします。定価はカバーに表示してあります。

JCOPY〈出版者著作権管理機構 委託出版物〉
本書の無断複製は著作権法上での例外を除き禁じられています。
複製される場合は、そのつど事前に、出版者著作権管理機構
(電話 03-5244-5088、FAX 03-5244-5089、e-mail:info@jcopy.or.jp)
の許諾を得てください。

本書の感想をお寄せください
投稿フォームはこちらから ▶▶▶▶

水島広子 著

対人関係療法でなおす シリーズ

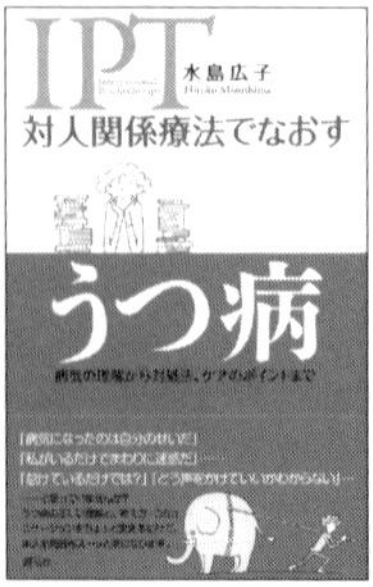

うつ病

うつ病の正しい理解から患者さん本人、家族からのケアポイント等を対人関係療法的な視点からやさしくアプローチしていく一書。

A5変型判・並製・192頁・1,500円
ISBN 978-4-422-11461-3

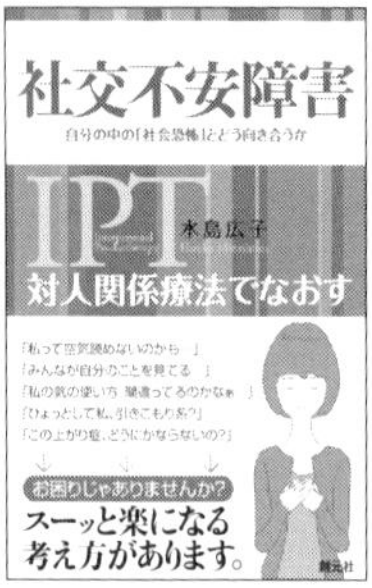

社交不安障害

あがり症、対人恐怖、赤面症、極度の引っ込み思案……など、人付き合いの面で強い恐怖心や不安を抱き、それが当人の社会生活に支障を及ぼしている状態のことを「社交不安障害」と呼びます。本書では、まずこの障害の理解や治療法をやさしく解説し、そして対人関係療法の視点から、この障害とどう向き合い、人間的に成長していくかの指針を示します。

A5変型判・並製・192頁・1,500円
ISBN 978-4-422-11462-0

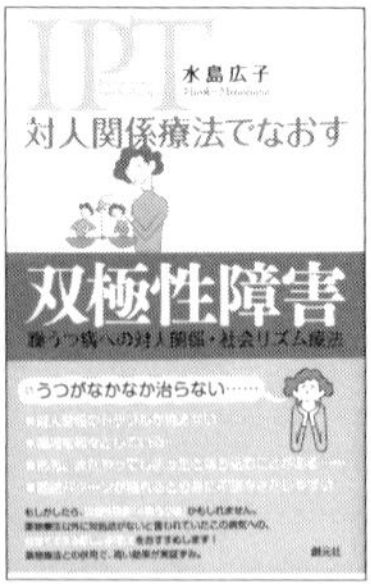

双極性障害

双極性障害（＝躁うつ病）とは、気分の高揚とうつ状態とが繰り返し訪れる病気である。単極性のうつ病と誤診されたためにうつがなかなか治らなかったり、病気ではなく性格の問題だとされて、きちんとした治療を受けられずに何年も過ごしている患者さんも多い。本書では、「対人関係」と「社会リズム」という、この病気を発症させる二つの大きな要因に焦点を当てて、薬物療法以外に、自分自身でコントロール可能な方法を日本で初めて紹介する。

A5変型判・並製・168頁・1,500円
ISBN 978-4-422-11463-7

※表示価格には消費税は含まれません